自然気胸
最近の治療法

編 集／大畑正昭

克誠堂出版

執筆者一覧 (執筆順)

大畑　正昭	前日本大学医学部第2外科教授
長坂不二夫	日本大学医学部第2外科
古賀　　守	日本大学医学部附属練馬光が丘病院心血管呼吸器外科
村松　　高	日本大学医学部第2外科
北村　一雄	日本大学医学部第2外科
西村　　理	国立病院東京災害医療センター呼吸器外科医長
大森　一光	日本大学医学部第2外科助教授
羽賀　直樹	社会保険横浜中央病院外科
四万村三恵	国立病院東京災害医療センター呼吸器外科
並木　義夫	東武練馬中央病院外科

序　文

　拙著「自然気胸」を上梓して18年が経過しました。その間内外で多数のこの方面の研究業績が挙げられておりますが，気胸の原因となる気腫性肺嚢胞の発生と気胸にいたるメカニズムについては残念ながら未だ解明されておりません。しかし，気腫性肺嚢胞の画像診断はHRCTの登場によって飛躍的に向上し，3次元構成によって位置と拡がりが正確に評価できるようにもなって参りました。一方，治療面においては，ビデオ胸腔鏡の導入により，自然気胸に対する外科療法はminimal invasiveの方向に大きく変換いたしました。

　1998年，第2回日本気胸学会を主宰した際に，会長特別示説として筆者が日本大学第二外科在職中に行った気胸学研究の軌跡を小冊子にまとめましたが，その機会に，「自然気胸の最近の治療法」を教室の呼吸器外科グループ分担での執筆を企画致しました。以来すでに2年が経過しましたが，漸くこのたび上梓の運びとなりました。

　自然気胸に対する積極的治療法は20世紀半ばに始まったtube drainageでありましたが，その頃より自然気胸の原因が胸膜下気腫性肺嚢胞の破綻によって起こることが明らかとなり，開胸手術によって気腫性肺嚢胞を切除するようになって参りました。欧米ではすでに1930年代に自然気胸に対する開胸手術が行われておりますが，本邦においては1960年代から再発気胸に対して外科療法が考慮されるようになりました。一方，胸腔鏡による自然気胸の治療は，1911年H. C. Jacobaeusが胸腔鏡を開発して以来，これを利用した嚢胞に対する直接的な処置が行われていましたが，1980年代にビデオシステムと内視鏡のドッキングによるビデオ腹腔鏡が1990年には胸腔疾患へ導入され，本邦においても1992年にはEndoGIAが使用できるようになって，急速に自然気胸に対するビデオ胸腔鏡下手術が燎原の火のように拡がったのであります。しかし，自然気胸は原発性から続発性まで幅広い病態があり，すべての気胸を胸腔鏡下に処理することは困難であります。また，安易に行われた胸腔鏡下手術の術後の高い再発率が報告されていることは憂慮すべき課題であります。

　本邦で自然気胸に対するビデオ胸腔鏡下手術が始まって8年が経過しました。そして時代は新しい世紀に入ろうとしております。この時期にもう一度自然気胸の原点に戻って，初回気胸の半数は再発しないこと，男性健常者の10数％が気腫性肺嚢胞の保有者であり，しかもこれらの気胸発症はきわめて稀であることなどを考慮して，症例毎の的確な治療法を選択すべきであり，そのために本書がいささかでも役立つならば著者らの望外の喜びであります。

　本書の刊行にあたり，快く賛同していただいた執筆者の各位ならびに編集にあたって献身的な御努力をいただいた克誠堂出版　今井彰社長，栖原イズミ様ならびに稲田恵司氏に心からの感謝の意を表するものであります。

平成12年　師走
大畑　正昭

目　次

1　自然気胸の治療

A．自然気胸治療法の変遷 ─────────────────大畑正昭／1

B．保存的治療 ─────────────────────────4
1）胸腔ドレナージ ─────────────────長坂不二夫／4
1．胸腔ドレナージの意義と適応／4　　2．胸腔ドレナージの手技／4　　3．ハイムリッヒ・バルブと気胸セット／5　　4．胸腔ドレーンの管理／6　　5．胸腔ドレナージの期間と抜去／6

2）自然気胸に対する胸膜癒着療法 ────────────古賀　守／7
はじめに／7　　1．癒着療法の歴史／7　　2．癒着療法の機序／7　　3．胸膜癒着剤の種類／8　　おわりに／10

3）気管支鏡下気管支閉塞術 ──────────────村松　高／12
はじめに／12　　1．適応／12　　2．方法／12　　3．当施設での結果／13　　4．症例／13　　まとめ／15

C．手術療法 ──────────────────────────16
1）胸腔鏡下手術 ──────────────────村松　高／16
はじめに／16　　1．胸腔鏡下外科手術の器材と器具／16　　2．自然気胸に対する胸腔鏡下手術／20　　3．胸腔鏡下のその他の手技／25　　4．症例／27　　5．術後成績／30　　6．胸腔鏡下外科手術の合併症と対策／34

2）開胸手術 ─────────────────長坂不二夫，北村一雄／39
1．開胸アプローチ／39　　2．気腫性肺囊胞に対する処置／42　　3．気胸再発防止のための処置／42　　4．気胸合併症または随伴病変に対する処置／43

2　再膨張性肺水腫と治療　　　　　　　　　　　　　　　　長坂不二夫／45
1．再膨張性肺水腫の概念／45　　2．病態生理／45　　3．臨床症状と診断／45　　4．治療／46　　5．予防／46　　6．典型的な再膨張性肺水腫の1例／46

3　自然気胸の再発　　　　　　　　　　　　　　　　　　　　西村　理／49
1．保存的治療法の再発率／49　　2．手術療法の再発率／50　　まとめ／51

4 特殊な気胸　　55

1) 月経随伴性気胸　西村　理／55
1. 月経随伴性気胸の概念／55　2. 病因／55　3. 診断と鑑別診断／55　4. 治療，予後（再発）／56　おわりに／57

2) Marfan症候群と自然気胸　大森一光／59
1. 症例／59

3) びまん性過誤腫性肺脈管筋腫症に合併する気胸　長坂不二夫／62
1. 概念／62　2. 臨床経過／62　3. 病因，診断／62　4. 治療／62　5. 症例／63

4) Histiocytosis Xに合併する気胸　羽賀直樹／65
1. 症状／65　2. 胸部X線所見／65　3. 診断／65　4. 治療／65

5) 肺癌と気胸　四万村三恵／67
1. 症例／67

6) 肺吸虫症に合併した気胸　羽賀直樹／69
1. ウェステルマン肺吸虫症／69　2. 宮崎肺吸虫症／70

7) AIDSと気胸　並木義夫／72
はじめに／72　1. 疫学／72　2. 病因／72　3. 病理／73　4. 診断／73　5. 治療／73　6. 予後／74　7. 症例／74

8) 難治性気胸　大森一光／77
はじめに／77　1. 難治性気胸／77　2. 自験例／77　3. 難治性気胸の治療／79

9) 高齢者自然気胸　大森一光／81
はじめに／81　1. 自験例／81　2. 高齢者気胸の治療／83　3. 症例／83　結語／84

5 自然気胸に合併した血気胸と治療　大森一光／85
はじめに／85　1. 自験例／85　2. 診断／86　3. 発生原因／86　4. 治療／87　5. 症例／87

6 肺の気腫性疾患に対する外科治療　89

1) 肺気腫に対する外科治療の歴史　大畑正昭／89
はじめに／89　1. 肺気腫に対する外科治療の変遷／89　おわりに／92

2) 巨大気腫性肺嚢胞の病態と治療 ——————————大畑正昭,大森一光／94

はじめに／94　1．巨大気腫性肺嚢胞の定義／94　2．肺気腫と巨大気腫性肺嚢胞の分類／94　3．巨大気腫性肺嚢胞の成因と病態／96　4．巨大気腫性肺嚢胞の組織学的所見／96　5．巨大気腫性肺嚢胞治療法の変遷／97　6．巨大気腫性肺嚢胞の手術適応についての見解／98　7．巨大気腫性肺嚢胞手術のアプローチ／99　8．巨大気腫性肺嚢胞の手術術式／99　9．巨大気腫性肺嚢胞教室症例／99　10．巨大気腫性肺嚢胞に対する胸腔鏡下手術／101

3) びまん性閉塞性肺気腫に対する外科療法 ——————————村松　高／106

はじめに／106　1．肺気腫に対する外科治療／106　2．内視鏡下レーザーによる肺嚢胞焼灼術（thoracoscopic laser pneumoplasty：TLP）／106　3．ステープラによる開胸下肺容量縮小術（volume reduction surgery）／107　4．肺移植／108　5．肺気腫に対する外科治療の今後／108　結語／109

7 自然気胸治療の将来
大畑正昭／111

索　引 ——————————113

1 自然気胸の治療

Spontaneous pneumothorax

A. 自然気胸治療法の変遷

　すでに18世紀，気胸の治療法としての胸腔穿刺脱気がHewsonによって記載されているとはいえ，今世紀初期の自然気胸に対する治療方針は，安静，胸腔穿刺脱気と胸膜癒着促進剤の胸腔内注入などの保存的療法が主流で，胸腔ドレナージや開胸手術が行われることはまれであった。

　1932年に，自然気胸の原因が肺胸膜直下の気腫性肺囊胞の破綻によって起こることがKjaergaard[1]によって明らかにされてから，自然気胸に対する治療は胸腔ドレナージ持続吸引，開胸手術が積極的に行われるようになった。

　一方，1960年代後半〜1970年代はじめに，胸腔鏡による気腫性肺囊胞および気漏部の観察から，これらに対する処置が行われるようになり，Matsumotoら（1967）[2]，Wendel（1973）[3]，武野（1974）[4]らによって生体接着剤を胸腔鏡下に囊胞付近へ噴霧する方法が行われた。その後武野は囊胞の電気凝固を，さらにBoutin[5]，Wakabayashi[6]による囊胞の胸腔鏡下レーザー治療へと発展した。

　しかし，自然気胸治療の原則は，気漏部を含めた気腫性囊胞に対する根本的な処置と再発の防止を図ることであり，その意味で開胸手術は理想的な治療法である。事実，開胸手術によって気胸患者の入院期間を著明に短縮することができた。初期の開胸のアプローチは後側方開胸が用いられたが，その後若年者では特に腋窩切開が好んで用いられるようになった。

　1980年代に自動縫合器が導入されて手術時間は著しく短縮した。気腫性囊胞に対する処置は，囊胞を含めた肺部分切除が主体であるが，囊胞が多数集族しているような場合には，臓側胸膜による囊胞の縫縮術を行った。しかし，縫縮術のみを行った症例では，術後しばしば再発がみられている。自動縫合器を用いない場合に囊胞の切除断端はatraumatic needle糸によって縫合閉鎖した。術後再発防止のために行うpleurodesisは，初期にはガーゼ球による壁側胸膜の擦過を行ったが無効のことが多く，筆者は1970年代後半より壁側胸膜を開胸部上下で5.0×10.0cm大の胸膜を短冊状に切除して，内胸筋膜の層を露出させるようにする壁側胸膜部分切除術を追加することによって術後の再発率を低下させた[7]。

　1990年代になって，内視鏡とビデオシステムのドッキングによるビデオ胸腔鏡の開発とendostaplerの導入により，胸腔鏡下手術が開胸手術とほぼ同様の操作が可能となってから，術後疼痛の軽いこと，入院日数の短縮などの利点から，自然気胸の手術法は漸次胸腔鏡下手術が主座を占めるようになり，ここに画期的な自然気胸治療方式が確立された感がある[8]〜[10]。しかし，一側肺を虚脱させるone lung anesthesiaのもとに胸腔鏡

下手術を行うと，肺の虚脱により微細な気腫性嚢胞，とくにI型，V型，VI型嚢胞の膨出や気漏の確認が不正確となり，これが胸腔鏡下自然気胸手術後の再発率を高くしている主因と思われる[11]。

1996年，筆者は1995年第52回および第53回日本気胸研究会で，ビデオ胸腔鏡下手術後再発率が5.8〜14％という報告を聞き[12)〜14)]，術後再発率が10％を越すような事実は保存的療法である胸腔ドレナージ，胸膜癒着療法の再発率に迫るものであり，ビデオ胸腔鏡下手術がminimal invasiveで在院日数の短縮，術後患者のactivityの保全などのメリットを割り引いてもすべての気胸例に推奨できる手術術式ではないことを強調した[11]。その後第12回日本内視鏡外科学会（1999）において，胸腔鏡下気胸手術の再発についてのワークショップが行われたが，十分な観察による見落としの回避，壁側胸膜の電気メスによる焼灼，術後の癒着療法などによって，大方の施設における術後再発率はおおむね10％以下に抑えられている[21]。

このように，自然気胸に対するビデオ胸腔鏡下手術は，本邦において導入後7年が経過したが，その高い術後再発率から，再度開胸手術を含めての適応の選択を考慮する必要が出てきた。また，cost-effectivenessの面からも，自然気胸に対するビデオ胸腔鏡下手術の適応を再検討すべき時期にあるものと思われる。

従来から，難治性気胸に対して試みられてきた胸膜癒着促進剤の胸腔内注入は，1932年Spengler[15]のブドウ糖液と硝酸銀混合液の注入に始まり，タルク，リピオドール，自家血液，quinacrine，ブロンカスマ・ベルナ，テトラサイクリン，OK432，およびフィブリン・グリューなどが用いられてきたが，最近，AIDSに合併する難治性気胸に対して，胸腔鏡下にこれらの胸膜癒着促進剤の注入が推奨されている[16]。

その他に非観血的治療法として，気管支閉塞術があるが，これは気漏部の肺葉または肺区域気管支を閉塞することによって気漏を制圧する方法であり，1965年Rafinsky[17]が乳幼児の気胸例に気管支鏡を用いて糸付きのガーゼタンポンまたはポリビニールスポンジを肺葉気管支に充填し虚脱肺の再膨張を得たことを報告している。また小室ら[18]は，1987年barotraumaによる気胸例に対し気管支鏡下にオキセル綿を充填して気漏を制圧した。この気管支閉塞術は筆者らのほか数施設において追試が行われ，充填物のフィブリン・グリューを用いる方法が効果をあげている[19)20)]。特にpoor riskの難治性気胸の治療の一選択肢として試みるべき方法である。

1997年，ミシシッピー大学のBraumannらは自然気胸の治療についてのレビューで，アメリカ合衆国においては年間20,000例の新しい気胸例に対して，1億3,000万ドルが費やされており，VATのような新しい治療方法を考案し，研究して受け入れていくとともに，従来からの開胸術や頬骨縦切開のような治療法についても見過ごすべきでないとし，さらに基盤となる肺疾患のCTによる評価や，胸腔ドレナージや胸膜癒着剤のさらなる改善などが行われることを強調している。しかし，全般に自然気胸に対する治療法は従来よりもより積極的になっていると結論している。

以上のように，安静，脱気による保存的療法から胸膜癒着剤の注入，クラシック胸腔鏡による気漏の処置，胸腔持続ドレナージ，開胸による気腫性嚢胞の処置，さらにビデオ胸腔鏡による胸腔鏡下手術と，今世紀における自然気胸治療の変遷を辿ったが，自然気胸に対する治療体系はほぼ完成した感がある。しかし，術後再発の問題，局所麻酔下胸腔鏡手術によるday surgery，さらに難治性気胸の治療など今後解決すべき問題は少なくない。

<参考文献>

1) Kjaergaard H. Spontaneous pneumothorax in apparently healthy. Acta Med Scand Suppl. 43, 1932.
2) Matsumoto T, Haradaway RM III, Pani KG. Cyanoacrylate tissue adhesives in the treatment od recurrent spontaneous pneumothorax. Surgery 1967 ; 61 : 573.

3) Wendel H. Erfahrungen bei der Behandlung des Spontanpneumothorax mit Wundklebstoff. Z Erkr Atm 1973 ; 138 : 313.
4) 武野良仁. 自然気胸. Medicina 1974 ; 11 : 12.
5) Boutin C. The laser in thoracoscopy. Pneumologie 1989 ; 43 : 96.
6) Wakabayashi A. Thoracoscopic ablation of blebs in the treatment of recurrent or persistent spontaneous pneumothorax. Ann Thorac Surg 1989 ; 48 : 651.
7) 大畑正昭. 自然気胸. 東京：克誠堂出版, 1982.
8) 村松 高, 大畑正昭, 大森一光ほか. 自然気胸に対する胸腔鏡下肺部分切除術. 臨床外科 1992 ; 8 : 1075.
9) 村松 高, 大畑正昭. Thoracoscopic Surgery―胸腔鏡下外科手術. 東京：克誠堂出版, 1992.
10) 若林明夫. 胸腔鏡下の自然気胸の治療―適応と手技―. 臨床外科 1991 ; 46 : 919.
11) 大畑正昭. 原発性自然気胸に対する胸腔鏡下手術―とくに術後再発について―, エディトリアル. 日胸 1996 ; 55 : 339.
12) 第52回日本気胸研究会（会長：白日高歩）. 福岡, 1995 : 7.
13) 第53回日本気胸研究会（会長：山崎史朗）. 東京, 1995 : 11.
14) 大森一光, 大畑正昭. 自然気胸の最近の治療法. 日胸 1995 ; 54 : S 111.
15) Spengler I. Zur Chirurgie des Pneumothorax. Beitr Klin Chir 1923 ; 49 : 80.
16) Read CA, Reddy VD, O'Mara THE, et al. Doxycycline pleurodesis for Pneumothorax with AIDS. Chest 1994 ; 105 : 823.
17) Rafinsky R. Ueber die Behandlungsmoeglichkeit des Spontanpneumothorax von Kinder mit einer zeitweiligen Plombierung des sogennanten Drainagebronchus. Prax Pneumolo 1965 ; 19 : 736.
18) 小室康夫, 斎藤陽久. 難治性気胸に対する気管支充填術. 気管支学 1987 ; 9 : 701.
19) 村松 高, 大畑正昭, 飯田 守ほか. 気管支閉塞術による難治性気胸の治療―バルーンカテーテルおよびフィブリングリューの使用について―. 気管支学 1989 ; 11 : 357.
20) 村松 高, 大畑正昭, 大森一光. 難治性気胸に対する気管支閉塞術―フィブリングリューによる気管支閉塞術―. 外科診療 1991 ; 33 : 1307.
21) 第12回日本内視鏡外科学会. 内視鏡外科学会雑誌 1999 ; 4 : 111.
22) Braumann MH, Strange CH. Treatment of spontaneous pneumothorax a more aggresive approach? Chest 1997 ; 112 : 789.

〔大畑正昭〕

B. 保存的治療

1) 胸腔ドレナージ

1. 胸腔ドレナージの意義と適応

　気胸治療の原則は速やかに肺の再膨張を得ることである。胸腔ドレナージはこの目的を達成する最も簡便で，かつ有効な方法として気胸治療の第一選択であり，原発性，続発性にかかわらずすべての気胸に適応となる。

　ただし，軽度の気胸（20％以下の肺虚脱）で胸腔内圧が陰圧，かつ呼吸困難のない（血液ガスが正常）症例の場合には安静のみで経過を観察することも可能であるが，1週間の経過で再膨張が得られない場合には胸腔ドレナージを施行するべきである。

　また，中等度の肺虚脱で胸腔内圧が陰圧の場合には胸腔穿刺，脱気で治療することも不可能ではないものの，確実性に欠ける。脱気はプラスチック静脈留置針，三方括栓，注射器などを組み合わせて行うが，軽度の虚脱での脱気は手技に習熟していないと穿刺針で肺を損傷してしまうことがあるので注意を要する。

　気胸の治療方針決定に重要な意義を有する胸腔内圧は，筆者らの開発した胸腔内圧計を用いて簡単に測定することができる。本器は大きさ10.5×9.5×18.0cm，重量930gのコンパクトなもので，ベッドサイドで測定針（22G針）を胸壁から胸腔に穿刺するだけで正確な胸腔内圧が分かり，気胸の病態生理の把握に役立っている[1]。

2. 胸腔ドレナージの手技

　胸腔ドレナージの部位は，胸腔にドレーンが入ればどの部位でも可能であるが，通常，癒着がなければ側胸部で第4～第6肋間，前または中腋窩線である。前胸部，第2～第3肋間からドレナージをすることもあるが，肺が再膨張してくるとドレーンが肺によって屈曲してしまう場合があり注意を要する。また，第6肋間以下の下部肋間から行うと，ドレーンが横隔膜に向かって弯曲してしまい肺尖に達しないことが多く，有効なドレナージができない。癒着のある場合には癒着部を避け，効率的に排気できる部位を選択する必要があり，透視下に行うと確実である。

　胸腔ドレーンは現在，各社から種々の製品が市販されており，体格や胸水貯溜の程度などを勘案して決定する。サイズは7～32Frまであり，血気胸症例や排液の多い症例には28Frなど径の太いものを用いるが，排気の目的のみならば16Fr程度で十分である。最近では「穿刺針付きカテーテル」として細径の製品が発売されており，より簡便にドレナージできるが，細いと屈曲，閉塞しやすいので注意する。

　ドレナージ予定部位を広範囲に消毒し滅菌四角布で覆うのは通常の外科処置と同様であるが，四角布で覆った際に肋間の位置関係が分からなくなることがあるので，あらかじめ穿刺部位に印を付けておくとよい。局所麻酔下に肋骨の直上でカテーテルの太さに応じた皮膚切開を加える。局所麻酔は胸膜まで十分に行う。胸膜の麻酔が不十分であると，疼痛のほかに有害な迷走神経反射を起こすことがある。皮膚切開の長さはカテーテルが通過するぎりぎりよりも，多少の余裕をもたせた方が結果としてうまくゆく。皮膚切開が小さいとカテーテルと皮膚通過部の抵抗が大きいので，カテーテル先端が胸膜を貫通し胸腔内に達した抵抗減弱感を掴みにくい。また，カテーテルの圧迫によ

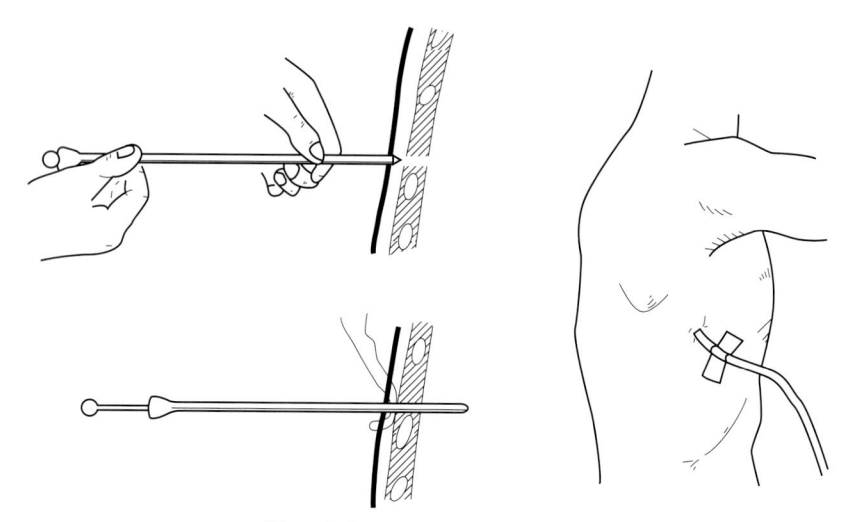

図1　胸腔ドレナージの挿入と固定

り皮膚が虚血に陥ることがあり，カテーテル抜去後の創の治癒が悪くなる。

皮膚切開部の出血はよほどの動脈性出血でない限りカテーテルによる圧迫で止血されるので心配ない。皮切後，肋骨上縁で胸膜に達する方向にペアン鉗子で鈍的に皮下組織と筋を開排する。カテーテルの太さに合わせて開排して1本のトンネルを作製すれば十分であり，むやみにペアン鉗子を広げて広範囲に皮下，筋を損傷しない。肋骨上縁で胸膜を貫通すると胸腔内に空気が出入りする擦過音を聴取する。ついで，鉗子と同じ方向にカテーテルを挿入するが，内套の先端は鋭利になっており誤って胸腔内に深く挿入されると危険であるので，次の要領で行う。

右手で内套の一端を持ち，左手は鋭利な内套先端から胸壁を貫くのに十分な長さの部位に添える。右手で内套を押してカテーテルを進め，左手はカテーテルのストッパーの役割とするのである。このようにすれば，右手でカテーテルを進める力が大きくなりすぎても左手の位置までしか進まないので安全である（図1）。

カテーテルは肺尖に向けて挿入し，胸壁に固定する。胸壁への固定は縫合糸を用いて行う。筆者らは皮膚切開創に垂直マットレス縫合をかけておき，この糸をカテーテルに巻きつけ，さらにこれがほつれないようにもう1針で固定している。このようにすると，カテーテル抜去時は垂直マットレス縫合を結紮することにより切開創を閉鎖でき，簡便，容易である。

カテーテルは低圧持続吸引器に接続するのが一般的であるが，症例に応じてハイムリッヒ・バルブに接続する。低圧持続吸引器には電動式やディスポーザブル式のものがあり，それぞれの特性を熟知して使用する。

3. ハイムリッヒ・バルブと気胸セット

ハイムリッヒ・バルブ（Heimlich flutter valve）は1968年Heimlichによって考案された逆流防止弁である。逆流防止の役割を果たす扁平なゴム管とそれを覆う透明プラスチックケースで構成されており，これを胸腔ドレーンに接続して水封式と同様の効果が得られる。他端は滅菌リザーバーバックに接続して排液を溜めるようにしている。本法の利点はチューブドレナージをしたまま歩行でき，外来通院治療も可能な点である。しかし，排液の多い症例ではチェックバルブ機構が十分に働かず，肺再膨張が遅延することがあるので，このような症例には不適当である。

小型のハイムリッヒ・バルブを長方形のプラス

チック製容器に組み込んだものが，気胸セットとして市販されている。胸腔ドレーンに気胸セットを接続し，これを紐で肩から下げるなどして気胸を外来で治療しようとする方法である[2]。さらに，ドレーンと気胸セットをより小型化，一体化してドレーンを付けたプラスチック容器を胸壁に貼りつけてしまい，患者の活動制限を減らすように工夫したセットも開発されており，使用可能である。

4．胸腔ドレーンの管理

ドレーンの屈曲，ねじれや位置のずれがないか注意する。排液の性状，気漏の有無を観察するが，気漏は体位によって異なることがあるので，臥位と坐位で確認する。

気漏が強い時や，咳嗽が激しい時には皮下気腫が出現することがある。皮下気腫はそれ自身は呼吸に対する悪影響は少ないとされるが，患者は強い違和感を訴える。このような場合には鎮咳剤を投与し，ドレーンを水封式に変更したりもう1本ドレーンを入れるなどして対応する。

肺の再膨張後に低酸素血症，血圧低下，ショックなどの状態に陥ることがあり，胸部X線で再膨張肺の透過性低下を認める。これは再膨張性肺水腫[3][4]と言われる病態で，肺虚脱の程度が大きく，長期間虚脱していた症例を急速に再膨張させた時に生じやすい。したがって，このような症例に対しては，慎重に再膨張を図る必要があり，一気に再膨張させてしまわないように注意する。

5．胸腔ドレナージの期間と抜去

胸腔ドレーンの留置が長期化すると感染が危惧されるが，ドレナージ時の清潔操作，その後の慎重な管理に留意すれば，感染を起こすことは極めてまれである。しかし，漫然とドレナージを続けるべきではなく，約1週間の経過で気漏が止まらない，肺の再膨張が得られないなどの場合には次の治療に移るべきである。

気漏が止まり，肺が完全に再膨張したら，1～2日間変化のないことを確認したのちにドレーンをクランプする。12～24時間クランプして肺の虚脱がなければ，ドレーンを抜去する。抜去にあたっては，吸気後に呼吸を止めさせて胸腔内圧を高め，創から空気が入るのを予防する。ドレーンには側孔が開いているので，素早く抜去し，挿入時にかけておいた垂直マットレス糸を結紮する。ドレーン挿入部の瘻孔の閉鎖は一般の手術創より治癒が遅れるので，この糸の抜糸は通常より遅めとしている。

＜参考文献＞

1) 大畑正昭ほか．胸腔内圧計の開発とその臨床応用．外科 1992；54：71．
2) 池田道昭ほか．自然気胸の外来ドレナージ治療．日胸疾会誌 1994；32：763．
3) Ayabe H, et al. Reexpansion pulmonary edema after drainage of a spontaneous pneumothorax. Acta Medica Nagasakiensia 1993；38：282．
4) 小桧山律ほか．自然気胸の水封ドレナージ中に発生し左右分離換気にて治療した再膨張性肺水腫の1例．日胸疾会誌 1992；30：935．
5) 吉岡　誠ほか．自然気胸に対する保存的治療―気管支塞栓術＋胸膜癒着術の有用性―．気管支学 1995；17：455．
6) 関　州二．救急治療手技―胸腔穿刺・ドレナージ―．治療 1995；77：913．
7) 笹野　進ほか．自然気胸163症例（182回治療）の臨床的検討．日臨外会誌 1994；55：309．
8) Galloway P, et al. Use of autosuture surgiport for pleural drain insertion. Injury 1993；24：538．

（長坂不二夫）

2）自然気胸に対する胸膜癒着療法

はじめに

　自然気胸に対する治療法は近年大きく変貌を遂げた。そのきっかけとなったのは胸腔鏡手術の臨床導入と普及であろう。原発性気胸においては，今日胸腔鏡による気腫性肺嚢胞切除が標準的治療として定着しつつある[1)2)]。しかしある種の疾患に合併する続発性気胸や，超高齢者，低肺機能患者，人工呼吸器管理中のbarotraumaによる気胸などは通常の外科治療の適応とはなり難いのが現状である。こうしたケースでは，従来より胸膜刺激剤注入による癒着療法が施行されたが，発熱，胸痛などの副作用と効果の点で必ずしも満足しうるものではなかった。

　近年欧米を中心に，続発性気胸のうちAIDS患者のニューモシスチス・カリニ肺炎による気胸や嚢胞性線維症に対し，胸腔鏡を用いた胸膜癒着療法の報告が相次ぎ，再び脚光をあびるようになった[3)～5)]。ここでは癒着療法の歴史を振り返るとともに，癒着剤の種類，方法，成績などについて述べる。

1．癒着療法の歴史

　自然気胸の特徴の1つとして再発を繰り返すことが挙げられる。したがって胸膜を癒着させ胸腔が閉鎖されれば気胸の発症は防止しうると考えられた。1930年Spenglerは，30％のDxtroseを胸腔内に注入し胸膜癒着を試みた。これが癒着療法の始まりと考えられ[6)]，その後癒着剤としてタルク末（1935），自家血（1936），gomenol（1947），硝酸銀（1948），リピオドール（1961），gelholm（1961），diethylphosphate（1963），cyanoacrylate（1967），ブロンカスマ・ベルナ（1968），quinacrine（1972），フィブリン糊（1978），テトラサイクリン（1979），Nocardia-CWS（1981），OK432（1987），ブレオマイシン（1990）などが使用されてきた。一方，歴史的背景として，1960年代から自然気胸の治療の原則は，破綻した気腫性肺嚢胞の処置であるという認識のもと，治療の主体は切除，縫縮といった外科療法へと移り，癒着療法の意義はやや薄らいだ感があった[7)]。しかし近年，アメリカにおいてAIDS患者の，ニューモシスチス・カリニ肺炎合併気胸の治療として癒着療法が見直されてきた。本法は鏡視下に，直接癒着剤を病変部に散布するもので，従来の内科的治療と外科的治療の中間に位置付けられる。また現在フィブリン糊を，術後の肺切除断端の気漏防止や癒着を期待して散布することは一般的な手技となっている。

　このように自然気胸の治療法の選択肢は多様化しつつあり，今後は個々の患者の背景因子や病態に応じて最適な治療を選択すべきである。

2．癒着療法の機序

　胸膜癒着剤はその癒着の機序から2つに大別される。1つはタルク末，テトラサイクリン，OK432など胸膜を化学的に刺激させ，胸膜炎を起こし癒着させるものと，もう1つはフィブリン糊に代表されるそれ自体に接着作用をもつものである。1984年山崎[8)]は胸膜癒着剤5種類（タルク末，硫酸テトラサイクリン，高張糖液，自家血，OK432）を用いて実験を行った。それによると，胸膜の癒着は他の組織の創傷治癒過程と同様で，血管拡張，血漿成分の浸出，白血球の浸潤，新生血管の出現，線維芽細胞の増殖，コラーゲン線維の形成がみられた。また最も癒着が強固であったのはOK432であり，多量のフィブリンの析出が認められたという。Strangeら[9)]は，テトラサイクリンをウサギの胸腔内に注入し，胸膜中皮細胞の

障害による線維芽細胞の増生，胸膜下組織の線維性肥厚とフィブリン塊の形成が起こることを明らかにした。

一方，胸膜癒着に重要な役割を演じているのがコラーゲンであることは以前より知られていたが，最近 Hurewitz ら[10]はコラーゲンの分解酵素のコラゲナーゼに注目し実験を行った。すなわちコラゲナーゼの活性を抑制すれば，胸膜の癒着が促進されるわけである。本実験により，塩酸テトラサイクリンとドキシサイクリンは，胸水中のIV型コラゲナーゼの阻害剤として働いていることが明らかにされた。こうした基礎的研究によって胸膜癒着のメカニズムがさらに解明されれば，今後副作用が少なく効果の高い癒着剤が開発されるであろう。

3. 胸膜癒着剤の種類

ここでは現在までに使われてきた代表的な癒着剤について述べる。

a. タルク（Talc）末

タルクを初めて臨床的に応用したのは1935年Bethune[11]であった。その後1960年代になり癒着剤として用いられたが[12]，副作用としての発熱，胸痛が著明で中にはショック状態となった報告もあることや[13]，含有される石綿（asbest）が胸膜中皮腫の原因になることが判明してからは使用されなくなった。最近欧米を中心に，asbest-freeのタルクを胸腔鏡下に任意の場所に注入する方法が行われるようになった[14〜17]。対象疾患はAIDS患者のニューモシスチス・カリニ肺炎による気胸や，嚢胞性線維症に合併した気胸，また肺，心肺移植の待機患者などである。

実際的な手技を紹介すると，全身麻酔下に分離肺換気用チューブを挿管し側臥位とする。第5肋間にトロカールを挿入し，もう1本のトロカールを5cm内側の同一肋間から挿入する。気腫性嚢胞の破綻部を認めたら，鏡視下に2.5gを125℃で乾熱滅菌されたasbest-freeのタルクを注入する。Danielら[14]によれば，気胸患者20例に本法を適用し，成功率は95％で重篤な合併症は発生しなかったとしている。

b. ブロンカスマ・ベルナ（Broncasma-Berna）

この薬剤はスイスの血清ワクチン研究所で作られた，気道内常在菌の多価ワクチンである。本剤を用いた癒着療法の手技は，胸腔ドレーンによる持続吸引で肺が再膨張した状態で，1mlのブロンカスマ・ベルナを生理食塩水50〜100mlに混ぜて胸腔内に注入するものである。この結果アレルギー性胸膜炎が生じ，粘稠な胸水によって癒着がもたらされる。副作用としては発熱，軽度の胸痛が報告された[18)19]。本剤の利点として，手技が容易でブロンカスマ・ベルナの量を加減することで癒着の程度を調節できる点が挙げられる。しかし本剤そのものが特殊で一般的には入手困難のため，最近では使用報告が減少している。

c. N-CWS, BCG-CWS

N-CWSとはNocardia rubra-CWS（cell wall skeleton）の略で，BCG-CWSなどとともに癌に対する免疫療法剤である。1981年沢村ら[20]は難治性気胸13例に対し，N-CWSまたはBCG-CWSを抗生剤とともに生理食塩水に混ぜて胸腔内に注入した。成功率は93.3％と良好であり，副作用としてN-CWSで軽度の発熱が生じたのみであった。また中元ら[21]は53例（難治性気胸30例，肺手術後の対処不能な気漏例17例，術後死腔遺残6例）に対しN-CWSの注入を行い，成功率は98％，副作用は一過性の発熱とLDHの上昇だったと報告した。本治療の成功のポイントは注入前に肺が十分に再膨張していることと，N-CWS溶液が胸膜全面に均等に付着することが挙げられている。

d. ブレオマイシン（bleomycin）

抗癌性抗生物質のブレオマイシンには胸膜肥厚

作用があることが実験的に明らかにされた[22]。Hnatiukら[23]はAIDSに伴う両側気胸例に胸膜癒着剤としてブレオマイシンを使用しているが，高価であることが難点としている。

e. テトラサイクリン（tetracycline）系

抗生物質のテトラサイクリンは1979年，Goldszerら[24]により自然気胸患者の癒着療法に用いられ，その後臨床的に使用されるようになった。しかし注入直後より胸痛と発熱を訴えることが多く，代わりにテトラサイクリンの誘導体である塩酸ドキシサイクリンを用いることもある。ドキシサイクリンはテトラサイクリンに比べpHが4.5～6.0と高いため，刺激性が少ないのが特徴である。

テトラサイクリンの胸膜癒着効果については，いくつかの実験的報告がされている。Macoviakら[25]は1982年に家兎を用いた実験モデルで，テトラサイクリンの癒着状態を検討した。それによるとテトラサイクリンの胸腔内投与は，胸膜癒着を作る有効な方法であり，また癒着が生じるまで十分に肺の再膨張を図ることが必要と述べている。Lightら[26]はテトラサイクリンとミノマイシンの胸膜癒着効果を家兎で検討し，テトラサイクリンで20mg/kg，ミノマイシンで4mg/kgを推奨している。また胸膜癒着のメカニズムについては，テトラサイクリン系の薬剤が胸水中のコラゲナーゼを抑制することで癒着が促進されることが，Hurewitzら[10]によって明らかにされた。

臨床的に胸膜癒着目的でテトラサイクリン系薬剤を胸腔内に注入した報告は多いが，近年はAIDS患者のニューモシスチス・カリニ肺炎に合併する気胸に対する使用例が増加している[4,27]。実際の手技を紹介すると，Readら[4]はAIDS患者の気胸に，まず胸腔ドレーンを通じて100～300mgのリドカインを注入し，その後500mgの塩酸ドキシサイクリンを生理食塩水30mlに溶かして注入した。本法を5例に用い良好な結果を報告している。教室では高齢者の続発性気胸に対し，塩酸ドキシサイクリンを1回300mg，計2～5回注入し良好な結果を得ている[7]。

f. OK432

癌性胸膜炎の治療としてOK432を胸腔内に投与したところ，良好な結果が得られたため気胸に対しても用いられるようになった。山崎[8]や堅田ら[28]の報告により，OK432は強い癒着効果をもつことが判明した。実際の手技は他の薬剤と同様で，胸腔ドレーンより1回量5～10KEを生理食塩水30mlに溶かして注入する。2～3時間クランプし，その間体位変換を行う。注入後の発熱，胸痛を避けるために，前もって消炎鎮痛剤の座薬を使用したり，リドカインの注入などが行われることもある。難点としては値段が高いことが挙げられる。

g. フィブリン糊

フィブリン糊は，フィブリノーゲンとトロンビンが作用することで生じる生体材料で，生理的条件下では組織の接着剤として働く。この原理は，創の自然治癒過程においてフィブリンが創口を膠着させ，線維芽細胞の増生，毛細血管の新生を促進させることに基づいている[29]。現在ヒトフィブリノーゲン，アプロチニン，トロンビンおよび塩化カルシウムの4剤が別々になったキット製剤が市販されている。アプロチニンと塩化カルシウムは，より強固なフィブリン網を形成するために添加されている。使用時にはフィブリノーゲンをアプロチニンで溶解するA液と，トロンビンを塩化カルシウムで溶解するB液を，直前に混和して塗布する。最近ではガスを用いて霧状に噴霧する器具や，鏡視下用の注入器具など種々考案され，状況に応じて使用されている。

気胸に対する，フィブリン糊注入による治療は1978年Scheeleら[30]により初めて報告された。本邦では1982年大熊[31]が，自然気胸の新しい治療法としてフィブリン糊の胸腔内注入療法を紹介した。その後は内外ともに報告例が相次いでおり，最近では1993年山口[32]のまとめた多施設の共同

研究により，内科的治療で軽快しない自然気胸症例と，肺手術後の気漏に対するフィブリン糊の治療効果が報告されている．またフィブリン糊の効果を増強させるために，自家血を併用する試みもなされている[33]．副作用については，これまでのところ他剤に比べ発熱，胸痛といった症状は非常に少なく，肝炎をはじめとする感染症の発生も報告されていない．このようにフィブリン糊は現状では理想的な胸膜癒着剤の1つであるが，難点はやはりコストが高いことである．

おわりに

気胸における胸膜癒着療法について概説した．現状では癒着効果に優れ副作用が軽微で，かつコストも安い理想的な癒着剤は存在しない．気胸治療の選択肢の1つとして，近年再び癒着療法が脚光をあびているだけに，今後より理想的な癒着剤の開発が望まれる．

<参考文献>

1) 大畑正昭．気胸．カレント内科 1997 ; 10 : 64.
2) 村松　高，大畑正昭．胸腔鏡下外科手術．東京：克誠堂出版，1992 : 1.
3) Kennedy L, Rusch VW, Strange C, et al. Pleurodesis using talc slurry. Chest 1994 ; 106 : 342.
4) Read CA, Reddy VD, O'Mara TE, et al. Doxycycline pleurodesis for pneumothorax in patients with AIDS. Chest 1994 ; 105 : 823.
5) Alfageme I, Moreno L, Huertas C, et al. Spontaneous pneumothorax : Long-term results with tetracycline pleurodesis. Chest 1994 ; 106 : 347.
6) 大畑正昭．自然気胸に対する胸膜癒着療法について．外科治療 1995 ; 3 : 249.
7) 大畑正昭．自然気胸．東京：克誠堂出版，1982 : 81.
8) 山崎　東．胸膜癒着に関する実験的研究．東京慈恵医大誌 1984 ; 99 : 673.
9) Strange C, Tomlinson JR, Wilson C, et al. The histology of experimental pleural injury with tetracycline, empyema and carrageenan. Exp Mol Pathol 1989 ; 51 : 205.
10) Hurewitz AN, Wu CL, Mancuso P, et al. Tetracycline and doxycycline inhibit pleural fluid metalloproteinases : A possible mechanism for chemical pleurodesis. Chest 1993 ; 103 : 1113.
11) Bethune A. Pleural poudrage : A new technic for the deliberate production of pleural adhesions as a preliminary to lobectomy. J Thorac Surg 1935 ; 4 : 251.
12) Adler RH. A talc powder aerosal method for the prevention of recurrent spontaneous pneumothorax. Ann Thorac Surg 1968 ; 5 : 474.
13) 岡野　弘，中田紘一郎，荒井信吾ほか．自然気胸の胸膜刺激剤注入療法の適応と評価．日胸 1978 ; 37 : 943.
14) Daniel TM, Tribble CG, Rodgers BM. Thoracoscopy and talc poudrage for pneumothoraces and effusions. Ann Thorac Surg 1990 ; 50 : 186.
15) Tunon-de-Lara JM, Constans J, Vincent MP, et al. Spontaneous pneumothorax associated with pneumocystis carinii pneumonia : Successful treatment with talc pleurodesis. Chest 1992 ; 101 : 1177.
16) Van de Brekel JA, Duurkens VAM, Vanderschueren RGJRA. Pneumothorax : Results of thoracoscopy and pleurodesis with talc poudrage and thoracotomy. Chest 1993 ; 103 : 345.
17) Noppen M, Meysman M, d'Haese J, et al. Comparison of video-assisted thoracoscopic talcage for recurrent primary versus persistent secondary spontaneous pneumothorax. Eur Respir J 1997 ; 10 : 412.
18) 石橋凡雄，北原義也，高木正祇ほか．自然気胸の治療と予後―Broncasma Bernaによるpleurodesisを主として―．日胸 1978 ; 37 : 118.
19) 城　卓志，永坂博彦，多代友紀ほか．手術困難な難治性気胸に試みたBroncasma Bernaによる胸膜癒着療法の検討．日胸 1984 ; 43 : 679.
20) 沢村献児，中元賢武，中村憲二ほか．対処困難な自然気胸に対する治療―N-CWSを用いた胸膜癒着法―．臨床胸部外科 1981 ; 1 : 619.
21) 中元賢武，沢村献児，森　隆ほか．胸腔内エアー・リークに対するN-CWSを用いた胸膜癒着術．日胸外会誌 1984 ; 32 : 2090.
22) 山口恵理子，永井厚志，坂本匡一ほか．ブレオマイシンの胸腔内投与における胸膜の形態変化．医学のあゆみ 1990 ; 154 : 651.
23) Hnatiuk OW, Dillard TA, Oster CN. Bleomycin sclerotherapy for bilateral pneumothoraces in a patient with AIDS. Ann Int Med 1990 ; 113 : 988.
24) Goldzer RC, Benett J, Von Campen J, et al. Intrapleural

tetra-cycline for spontaneous pneumothorax. JAMA 1979 ; 241 : 724.
25) Macoviak JA, Stephenson LW, Ochs R, et al. Tetracycline pleurodesis during active pulmonary-pleural air leak for prevention of recurrent pneumothorax. Chest 1982 ; 81 : 78.
26) Light RW, Wang NS, Sasson CSH, et al. Comparison of the effectiveness of tetracycline and minocycline as pleural sclerosing agents in rabbits. Chest 1994 ; 106 : 577.
27) McClellan MD, Miller SB, Parsons PE, et al. Pneumothorax with pneumocystis carinii pneumonia in AIDS. Chest 1991 ; 100 : 1224.
28) 堅田 均, 藤木新治, 鴻池義純ほか. 癌性胸膜炎の胸腔内免疫化学療法における動態, 効果とその作用機序の検討. 日胸 1987 ; 46 : 827.
29) 井上 勉, 北谷照雄, 小林孝好ほか. Fibrin接着剤 (Beriplast) の接着効果と創の自然治癒過程に及ぼす影響. 応用薬理 1986 ; 31 : 641.
30) Scheele J, Mühe E, Wopfner F. Fibrinklebung : Eine neue Behandlungs-methode beim persistierenden und rezidivierenden Spontanpneumothorax. Chirurg 1978 ; 49 : 236.
31) 大熊達義. 自然気胸の新しい治療. 日医新報 1982 ; 3034 : 125.
32) 山口 豊. 自然気胸および術後空気漏に対するフィブリン糊による治療成績. 日胸 1993 ; 52 : 577.
33) 白井拓史, 笠松紀雄, 橋爪一光ほか. 自然気胸に対するフィブリン糊と自家血による胸膜癒着術の検討. 日胸 1998 ; 57 : 236.

〔古賀　守〕

3）気管支鏡下気管支閉塞術

はじめに

自然気胸の治療法は保存的治療法から開胸手術まで種々あり[1]，特に最近では以前の開胸手術に比べ侵襲の少ない胸腔鏡下手術が普及してきている[2,3]。しかし，このような状況においても，全身状態が不良でなかなか手術に踏み切れない症例もあるため，当施設では1985年以降，侵襲の少ない自然気胸の治療法として気管支鏡下気管支閉塞術を症例を選択して施行してきた[4,5]。この気胸の原因となる囊胞に通じる気管支（関連気管支または責任気管支）を閉塞することによって気胸を治療しようとする試みは，すでに1965年ポーランドのRafiniski[6]によって報告されており，また本邦においては1984年に小室ら[7]が自然気胸ではないがbalotraumaの症例に気管支鏡下に関連気管支にゼラチンを充填してair leakの閉鎖に成功している。ここでは筆者らが施行している気管支鏡下気管支閉塞術の方法ならびにその成績を中心に述べる。

1．適応

本手技は適切な胸腔ドレナージを施行しても長期間air leakが消失しない自然気胸症例や肺癌術後の肺漏からの長期間air leak持続症例などで，手術などの侵襲が大きい治療法が不適当とされた症例などが適応となる。

2．方法

まず次のものを用意する。①気管支ファイバースコープ，②気管支閉塞試験のためのフォガティーバルーンカテーテル4F，③充填物質注入用のダブルルーメンチューブ，④充填物質としてのフィブリン・グリュー。

最初に通常の気管支鏡検査と同様に十分に咽頭，喉頭の局所麻酔を行う。次に気胸の原因となる囊胞へ通ずる気管支（関連気管支または責任気管支）を同定するために図1のような気管支閉塞試験を行う。すなわち，気管支ファイバースコープ下にフォガティーバルーンカテーテルを挿入し，区域気管支，亜区域気管支の順に気管支を閉

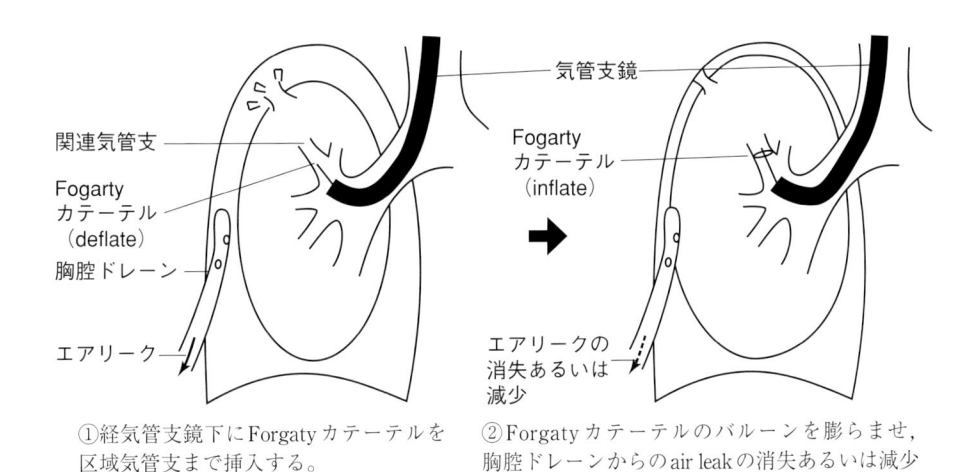

①経気管支鏡下にForgatyカテーテルを区域気管支まで挿入する。

②Forgatyカテーテルのバルーンを膨らませ，胸腔ドレーンからのair leakの消失あるいは減少を確認し，関連気管支を決定する。

図1　気管支閉塞試験

塞し，胸腔ドレーンからのair leakの減少の有無を確認する。胸腔ドレーンからのair leakの消失，または減少した気管支を関連気管支とする。症例によっては複数の亜区域気管支が関連気管支となることがある。気管支閉塞試験で明らかな所属気管支が同定できない場合には透視下で胸腔造影を追加し，囊胞の位置を確認することもある。関連気管支が同定できたら，フォガティーバルーンカテーテルの代わりに，充填物質注入用のダブルルーメンチューブを気管支ファイバースコープ下に関連気管支に挿入する。ついでフィブリン・グリューA液，B液をそれぞれ約0.5ccずつダブルルーメンチューブを通して注入し，胸腔ドレーンからのair leakの減少の有無を確認しながらこれを数回行う。気管支閉塞術終了後は咳嗽反射によるフィブリン・グリューの喀出予防のために鎮咳剤を，また感染予防のために抗生剤を投与する。筆者らが行った動物を用いたフィブリン・グリューの気管支内注入の実験[4]より，フィブリン・グリューの気管支，肺組織に対する反応は軽度であり，注入後1週で区域，亜区域気管支にフィブリン・グリューは確認できない結果から，本手技によるフィブリン・グリューの閉塞効果は約1週間と思われる。したがって本手技後1週間以上経過したにもかかわらずair leakが消失しない症例は再度本手技を試みる。また，気管支閉塞術後に胸膜刺激剤の併用は再発防止に有効と考え，最近では胸腔ドレーン抜管直前に注入している。

3．当施設での結果

1985年以降，当施設で施行した気管支閉塞術症例は26例34回で，年齢は18～78歳（平均63歳），気管支閉塞術1回のみ施行例は12例，2回施行例は10例，3回施行例は4例であった（**表1**）。全症例の結果（**表2**）は，有効（気管支閉塞術後1週間以内にair leakの消失を確認）が15例（58％），やや有効（気管支閉塞術後にair leakの減少を確認）が6例（23％）であった。気管支閉塞術が有効であった症例の場合は約1週間～10日前後には胸腔ドレーンが抜管できており，さらに再発予防のため多くの症例で気管支閉塞術後にOK432などの胸膜癒着療法を併用していた。しかしまったく効果のなかった無効例は5例に見られた。術後合併症としては閉塞部位の肺炎，肺化膿症，膿胸などが考えられるが，術後経口抗生剤のみで特に合併症は認められなかった。本手技を成功させるコツは適量のフィブリン・グリューの注入と関連気管支の的確な同定[4)5)8]である。充填物質であるフィブリン・グリューが多いと咳嗽によって喀出されてしまうので，関連気管支がはっきり同定できない場合は筆者らは本手技を中止している。図2に筆者らが考えている自然気胸に対する本手技の位置決めを示す。

表1　症例

- 年齢 .... 18～78歳（平均63歳）
- 施行回数　1回 12例
　　　　　　2回 10例
　　　　　　3回 4例

（症例数26例，施行34回）

表2　結果

- 有効 .... 15例（58％）
- やや有効 .... 6例（23％）
- 無効 .... 5例（19％）

4．症　例

患者：59歳，男性
主訴：呼吸困難
現病歴：昭和60年6月24日，呼吸困難出現。同日左自然気胸の診断で某医に入院し，胸腔ドレナージを施行されたが膨張不良およびair-leakageが消失しないため，6月28日当科に転院した。
家族歴，既往歴：特記すべきことなし。
入院経過および治療：当科入院後持続胸腔ドレナージで様子を見たが，肺の膨張は不良で，多量のair-leakageを認め，またroom airの動脈血ガス

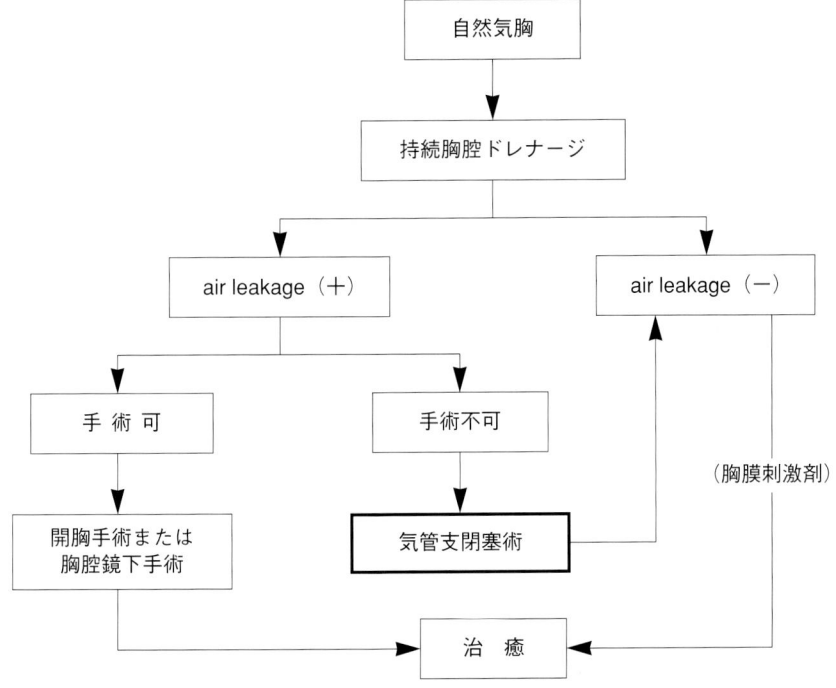

14   B. 保存的治療法   3）気管支鏡下気管支閉塞術

```
            自然気胸
              ↓
         持続胸腔ドレナージ
          ↓          ↓
    air leakage（＋）   air leakage（－）
      ↓      ↓              ↑
    手術可   手術不可        （胸膜刺激剤）
      ↓      ↓
  開胸手術または  気管支閉塞術
   胸腔鏡下手術    ↓
      ↓          ↓
            治　癒
```

図2　自然気胸における気管支閉塞術の位置

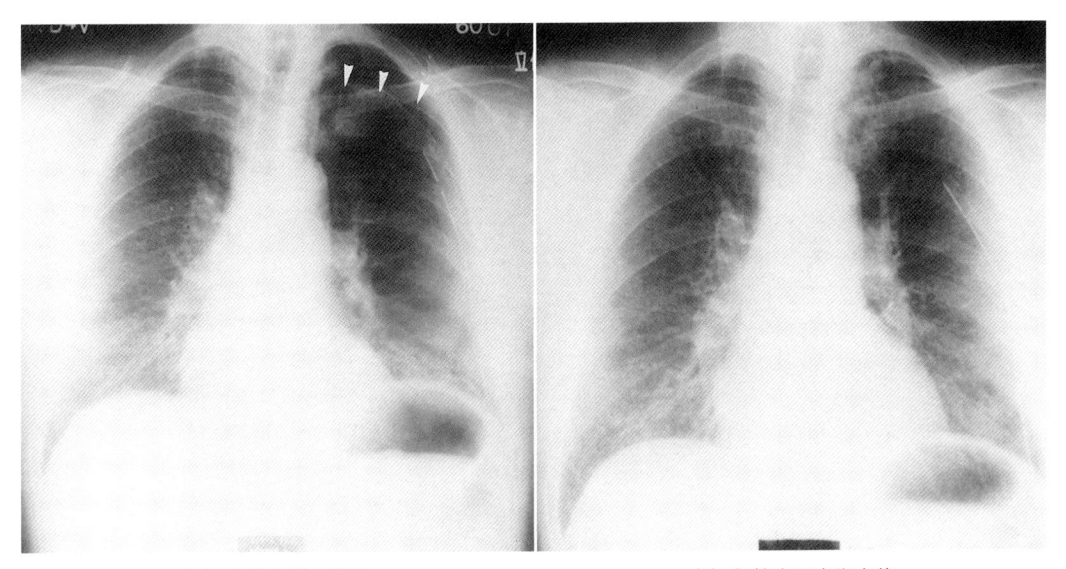

(a) 気管支閉塞術前　　　　　　　　　(b) 気管支閉塞術直後
図3　術前，術後の胸部X線写真

分析はPaCO$_2$ 45mmHg，PaO$_2$ 51mmHgと不良で，手術は危険と考え保存的に経過を観察していた。7月19日，気胸発症から21日目にair-leakageが減少傾向にないため，気管支閉塞術を施行した。充填物質としてフィブリン・グリューを使用し，透視下でも閉塞が確認できるようにフィブリン・グリューに造影剤を少量加えた。閉塞部位は左のB^{1+2}であった。術直後より肺の再膨張と劇的なair-leakageの減少を認め，術後第5病日にはair-leakageの完全な消失を認めたため，術後第7病日に胸腔ドレーンを抜管した。図3に術前と術後の胸部X線写真を示す。

まとめ

気管支閉塞術は関連気管支の確実な同定さえできればその効果は確実と思われる。高齢化社会を迎え，全身状態が不良な自然気胸はさらに増加し，本手技の重要性は増すものと思われる。

<参考文献>

1) 大畑正昭. 自然気胸. 東京：克誠堂出版, 1982.
2) 村松　高, 大畑正昭. 胸腔鏡下手術. 東京：克誠堂出版, 1992.
3) 村松　高, 大畑正昭, 大森一光ほか. 自然気胸に対する胸腔鏡下肺部分切除術. 臨床外科 1992；47：1075.
4) 村松　高, 大畑正昭, 飯田　守ほか. 気管支閉塞術による難治性気胸の治療（バルーンカテーテルおよびフィブリングリューの使用について）. 気管支学 1989；11：357.
5) 村松　高, 大森一光, 大畑正昭. 難治性気胸に対する気管支閉塞術（フィブリングリュー）. 外科診療 1991；33：1307.
6) Rafinski R. Uber die Behandlungsmoglicchkeit des Spontanpneumothorax von Kindern mit einer zeitweiligen Plombierung des sogenannten Drainagebromchus. Prax Pneumol 1968；19：736.
7) 小室康夫, 斉藤陽久. Barotrauma に対するゼラチン製剤の使用. 気管支学 1984；6：323.
8) 鈴木昭一郎, 高木啓吾, 菊地敬一ほか. Bronchial wedge pressure 測定による air-leak に関する気管支の同定方法について（その臨床応用）. 気管支学 1990；12：59.

（村松　高）

C. 手術療法

1）胸腔鏡下手術

はじめに

　胸腔鏡は結核に対する治療である人工気胸の肺癒着剥離に古くより使用されていた[1,2]が，結核の減少とともに胸腔鏡の存在価値は減少していった。しかし近年，ビデオシステムと内視鏡とのドッキングによるビデオ内視鏡の開発，特に腹腔鏡下手術の普及[3,4]と，侵襲の少ない手術手技が望まれることより，最近では再度このビデオ胸腔鏡が見直されてきた[5〜8]。特に自然気胸に対する外科療法では，胸腔鏡下手術は第一選択術式[9〜12]となりつつあり，多くの施設で施行されてきている。一方，自然気胸に対する胸腔鏡下手術の成績は，胸腔鏡下手術が侵襲が少なく[13]，肺と胸膜との癒着が少ないためか，その高い再発率が問題となってきている[15,16]ことも事実である。そこでこの章では当施設において施行している自然気胸に対する胸腔鏡下手術の手技とその成績，さらに珍しい症例を中心に若干の文献を交えて述べる。

1．胸腔鏡下外科手術の器材と器具

　かつては胸腔鏡下外科手術では腹腔鏡下外科手術の器材や器具を流用することが多かったが，最近は胸腔鏡下外科手術専用の器具の開発もみられるようになった。そこでここでは胸腔鏡下外科手術専用の器具や器材を中心に解説する。

a．胸腔鏡

1）硬性鏡（図1）

　筆者らは通常，腹腔鏡用の口径10mmの直視型（0°）または斜視型（30°）の硬性鏡を胸腔鏡として使用している。初心者には直視型の方が使用しやすいが，手技の向上に伴い観察範囲が広い斜視型を多用すべきである。特に横隔膜面や縦隔側の病変確認，自動縫合器や鉗子先端部分の確認には斜視型は有効である。また，最近では口径2mmや3mmの硬性鏡もあり，当施設ではこれらの硬性鏡を局麻下に胸腔内観察に使用している。

2）フレキシブル胸腔鏡（図2）

　硬性鏡に比べ画像の鮮明度や視野は劣るが，口

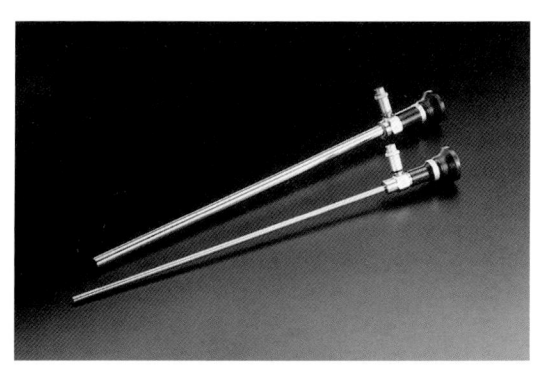

図1　硬性鏡
10mmと5mmの直視型（Olympus社製）

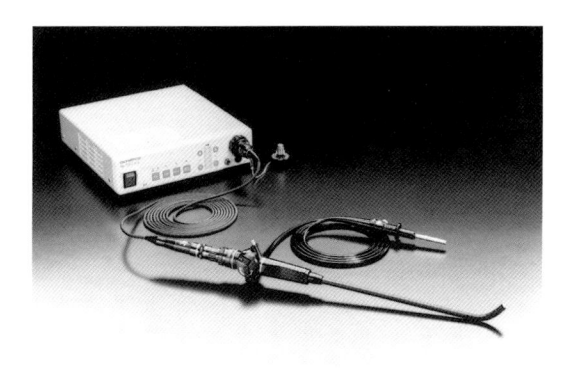

図2　フレキシブル胸腔鏡（Olympus社製）

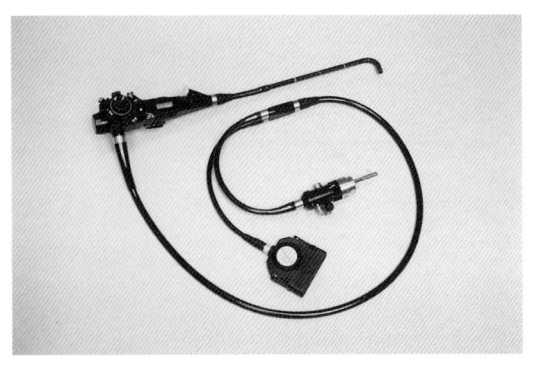

図3　フレキシブル電子スコープ
口径11mmと太いが，多彩な機能が付いている。
（Fujinon社製）

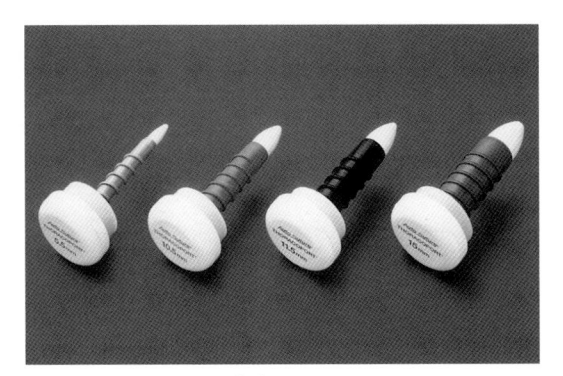

図4　胸腔用トロカール
（ENDOPATH® Trocar，Ethicon社製）

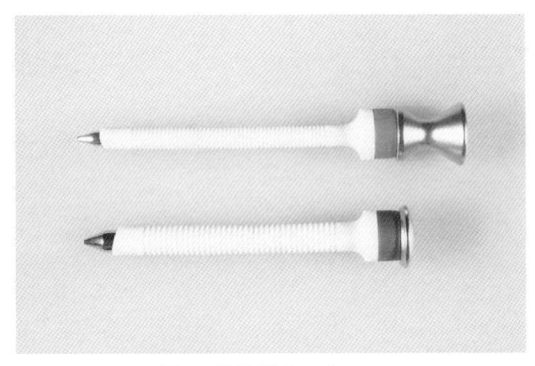

図5　胸腔用トロカール
曲がった鉗子も挿入可のフレキシブルトロカール。（Richard Wolf社製）

径が細くフレキシブルで吸引機構があることよりその有用性は高い。硬性鏡と併用すればより確実で安全な胸腔鏡下外科手術が可能である。

3）フレキシブル電子スコープ（図3）

フレキシブルのスコープの先端にCCDカメラが付けられており，さらにレンズ面の洗浄機能，送水送気機能，吸引機能，鉗子処置用チャンネルが装備されている。専用の光源が必要ではあるが，胸腔内のあらゆる部位を鮮明に観察できるためその機能性は高いと思われる。また最近さらにシンプルなフレキシブル電子スコープも開発された。

b．トロカール

腹腔鏡下外科手術と違い，胸腔鏡下外科手術ではガス漏れ予防のバルブ機構は必要ないためシンプルなトロカールが各社より発売されている。プラスチック製トロカールはすべてディスポーザブルであり，また各種のサイズのもの（図4）がある。最近は脱落防止のためのバルーンがついたものや楕円形のトロカールが発売された。また再滅菌可能で曲がった鉗子などが入りやすい胸腔用トロカール（図5）もある。

c．処置器具

処置器具のうち，特に胸腔鏡下外科手術において重要かつ必要なものだけを解説する。

1）把持鉗子

肺把持用に適した鉗子は無鉤型であることはもちろんではあるが，肺組織をなるべく挫滅しないことが重要である。現在使用している把持鉗子は，把持力はそれほど強くないが挫滅が少ないもの（図6，上段）と，多少は挫滅するが把持力が強い把持鉗子（図6，下段）を要所に応じて使用している。

2）剥離鉗子

剥離鉗子は腹腔鏡下外科手術用鉗子を流用することが多いが，先端が胸腔内で曲がるタイプ（図7）が胸腔鏡下外科手術では便利である。さらに先端が強弯の胸腔鏡用剥離鉗子（図8）も発売されている。

3）De Bakey型血管遮断鉗子

胸腔鏡下肺葉切除術において特に肺動脈や肺静脈を遮断するとき，さらに血管損傷時には絶対に必要な鉗子（図9）である。

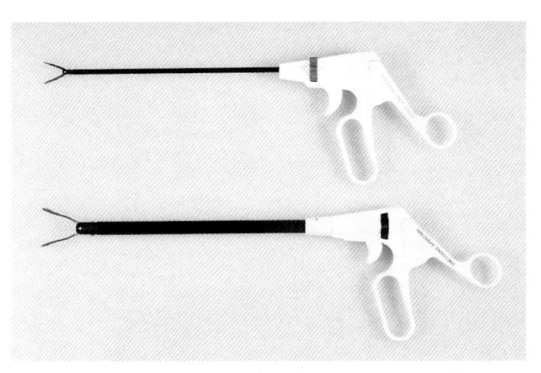

図6 上段：Lung grasp®，下段：Endo Lung®，ともにUS Surgical社製

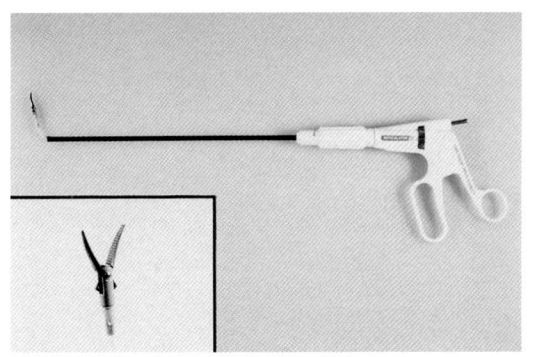

図7 剥離鉗子
先端が曲がる剥離鉗子（Roticulator Endo Dissector®，US Surgical社製）

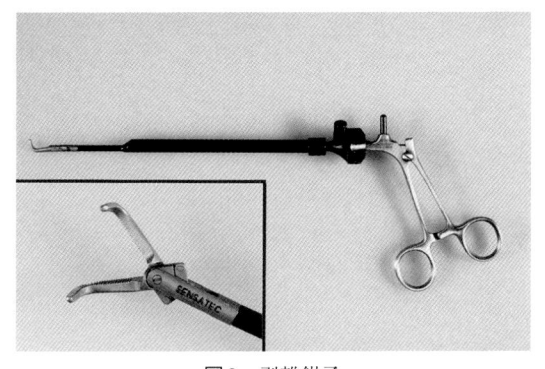

図8 剥離鉗子
先端が強弯のため胸膜剥離や血管確保時の周囲組織剥離に有用である。（zimmer社製）

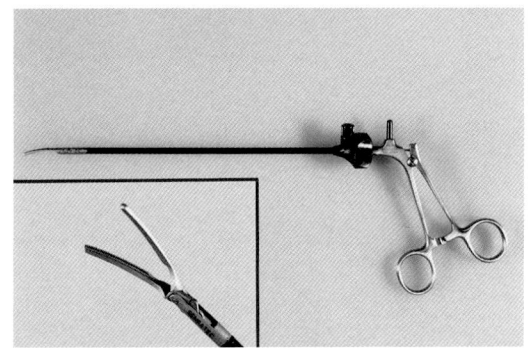

図9 De Bakey型血管遮断鉗子
血管遮断に使用する。（zimmer社製）

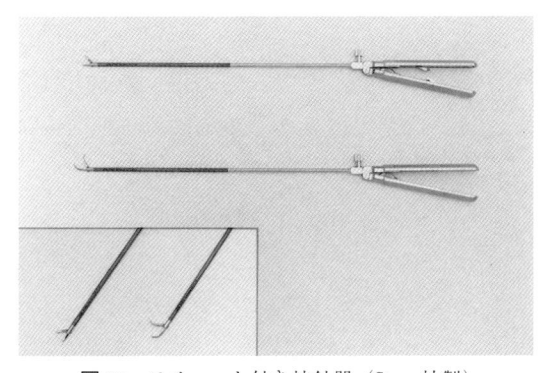

図10 ラチェット付き持針器（Storz社製）

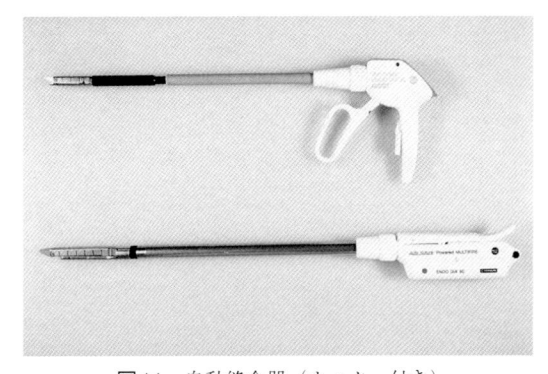

図11 自動縫合器（カッター付き）
上段：ステープラーの縫合が3cm，下段：ステープラーの縫合が6cm（MULTI FIRE ENDO GIA 30®，60®，US Surgical社製）

4）持針器
　持針器は各社よりいろいろな種類のものが販売されているが，ピストルタイプより直線タイプでラチェット付きの製品（図10）が有用と思われる。

5）自動縫合器
　胸腔鏡下外科手術のうち，肺部分切除術には内視鏡用自動縫合器が大変有用である。この自動縫合器には6列のステープラの縫合が3cmあるいは6cmでき，その真ん中をカッターでそれぞれ2.5cmまたは5.5cm切断できるタイプ（図11）と，カッターがなく3列のステープラで3cmあるいは6cmの縫合のみができるタイプ（図12）がある。

1. 自然気胸の治療   19

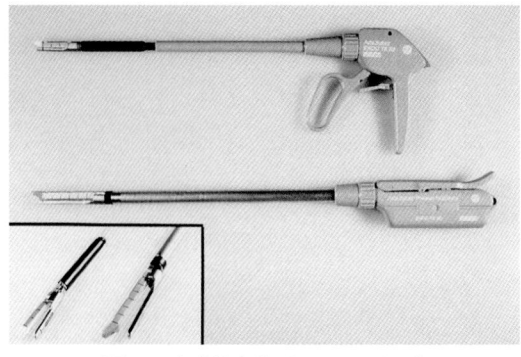

図12　自動縫合器（カッターなし）
上段：ステープラーの縫合が3cm，下段：ステープラーの縫合が6cm（MULTI FIRE ENDO TA 30®，60®，US Surgical社製）

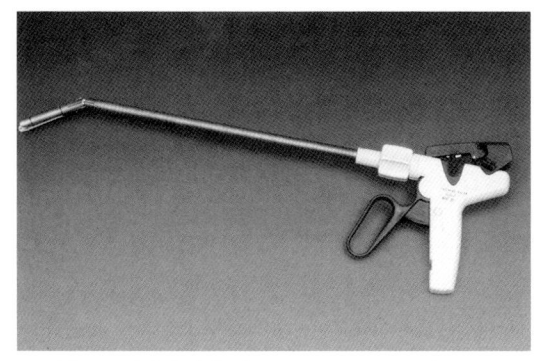

図13　自動縫合器（フレキシブルタイプ，Reflex AEC：Richard-Allan社製）

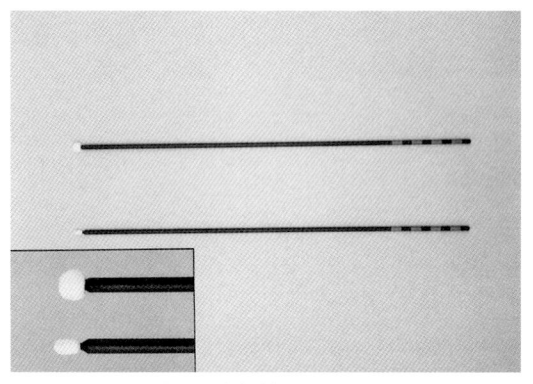

図14　内視鏡用ツッペル
ツッペルの大きさが5mmと10mmのサイズがある。（Endoscopic Blunt Cherry Dissector，Ethicon社製）

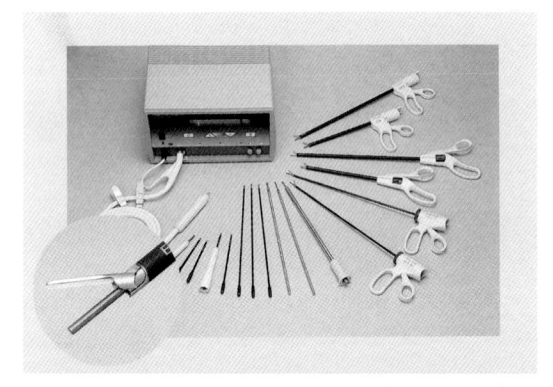

図15　ハーモニックススカルペル（Ethicon社製）

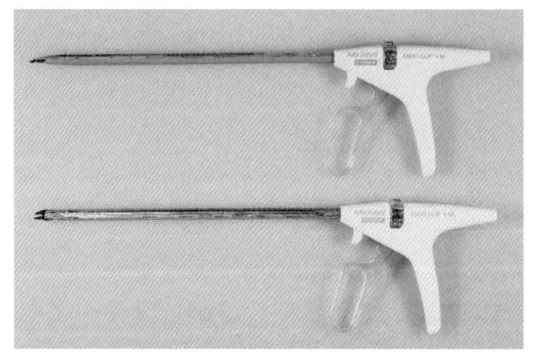

図16　金属製の非吸収性クリップとアプライヤー
（US Surgical社製）

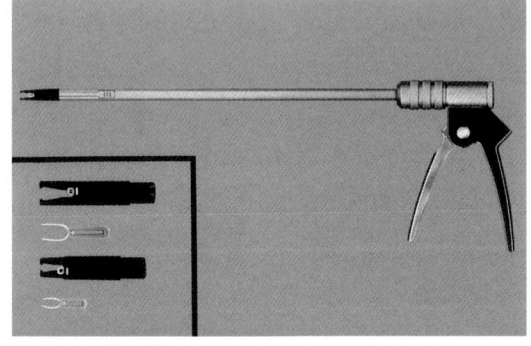

図17　吸収性クリップとクリップアプライヤー
（Lapro-Clip，レダリー社製）

いずれのタイプでもカートリッジを取り替えることにより同じ本体で4回のfireが可能である。また，先端がフレキシブルなタイプの製品（図13）も開発された。

6) 内視鏡用ツッペル（図14）
　肺動静脈や腫瘍の周囲剥離，さらに肺圧排や胸膜剥離に必要な器具である。

7) ハーモニックススカルペル（図15）
　超音波メスであり，癒着剥離，策状物切除など

応用範囲は広い。特に中高齢者の気胸においては多くの策状癒着が，また頻回な気胸再発例や術後再発例では高度な癒着があり，これらの癒着を適切に切断処理することは原因となる囊胞を確実に処置できることを意味し，常に使用できるように準備しておきたい。

8) クリップ，クリップアプライヤー

クリップには金属製の非吸収性クリップと吸収性クリップがある。金属製クリップはディスポーザブルで20個のチタニウムクリップを装填し，連発式のクリップアプライヤー（図16）を用いて使用している。一方，吸収性クリップには連発式と1回1回装填して使用するタイプがある（図17）。

9) その他の器具

そのほか胸腔鏡下外科手術にはフック型高周波メス，ループ結紮糸，レーザーなどが使用される。

2．自然気胸に対する胸腔鏡下手術

a．本術式の適応症例について

ほとんどすべての自然気胸は胸腔鏡下手術の適応[16]となりうるし，また胸腔鏡下手術の多くの症例が自然気胸症例である。当施設においても1992年以降の本格的な胸腔鏡導入により[11][20]，自然気胸の多くは胸腔鏡下に手術がなされてきた（図18）。しかし，心肺機能が極端に悪い場合や気管の変形，変移のある場合で片肺換気ができない症例，囊胞周辺の高度の癒着症例，さらに多発性囊胞症例では開胸手術に移行する可能性が高い（表1）。したがって，いかなる症例においても開胸手術の準備下に施行すべきである。

b．術前準備

1) 術前検査

胸部単純X線：胸部単純X線（図19）により肺の癒着程度と部位，また囊胞の存在部位を術前に評価し，トロカールの挿入部位をある程度予測したイメージトレーニングを行っておく。

胸部CT：胸部CTでは肺尖部の約5mmシンスライスにより肺尖部の囊胞の存在を術前に確認し（図20），さらに胸部単純X線において確認できない気胸部位や癒着を検討しておく。特に対側の囊胞や気胸の有無を確認しておくことは術中トラブル防止に有効である。

胸腔造影：術前の囊胞確認のための胸腔造影は，造影剤の癒着や胸腔鏡下の肺表面の観察に不利になる恐れがあるため基本的には行っていない。しかし，胸部単純X線や胸部CTで囊胞が明らかでない場合や再手術例では行うことがある。

表1 開胸手術に移行する可能性が高い症例

1. 心肺機能が極端に悪い
2. 気管の変形，変移があり片肺換気ができない症例
3. 囊胞周辺の高度の癒着症例
4. 多発性囊胞症例

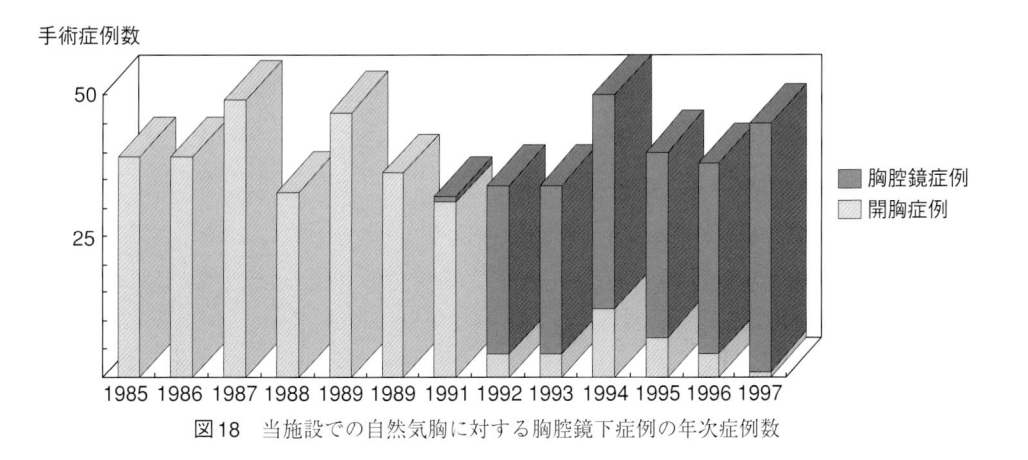

図18 当施設での自然気胸に対する胸腔鏡下症例の年次症例数

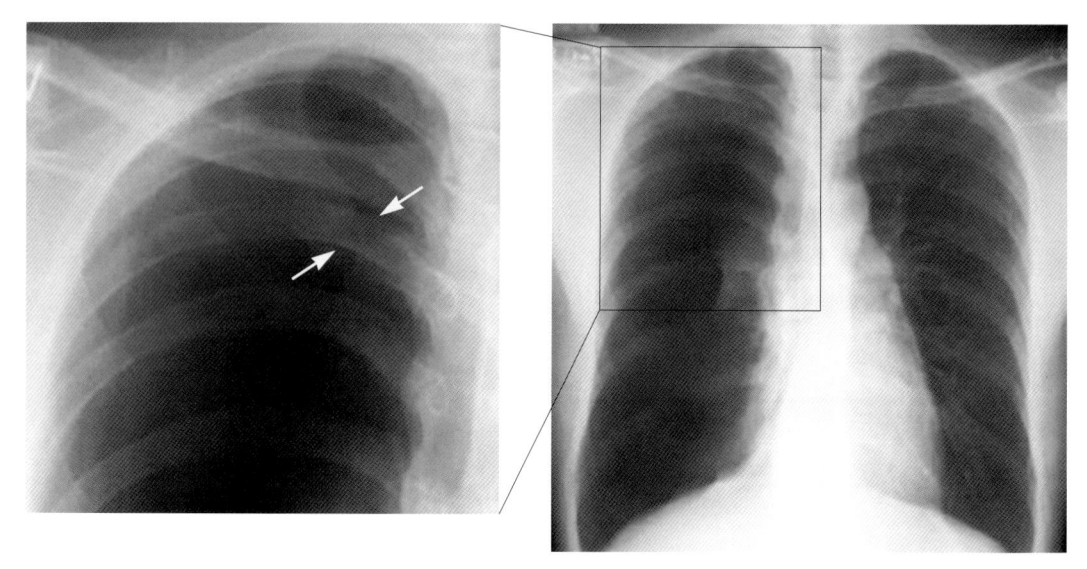

図19　胸部単純Ｘ線写真
肺尖部の癒着が示唆される。

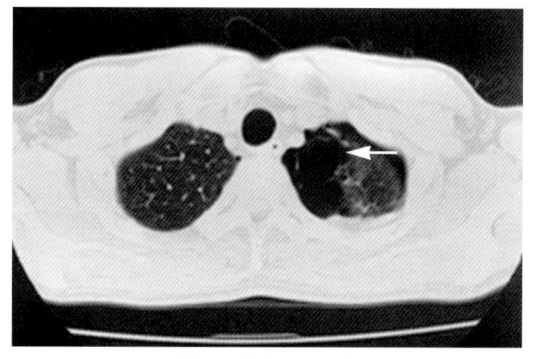

図20　胸部CT写真
肺尖部の嚢胞（矢印）を確認できる。

　肺機能：術中は片肺換気になることが多いため開胸手術と同様に十分に検討すべきではあるが，気胸症例ではair leak持続症例が多く，動脈血ガス分析で代用している。

　動脈血ガス分析：術前の動脈血ガス分析は必ず必要で術中の片肺換気中での換気条件に役立ち，また片肺換気後は無気肺になりやすいので術前評価の指標として重要である。

　その他：肝機能，腎機能，心電図などは胸腔鏡下手術から開胸手術に移行する可能性があるため十分に検討しておくべきと思われる。

　2）麻　酔

　胸腔鏡下外科手術は一般に片肺換気下で行うため，左右分離換気ができるダブルルーメンチューブ（ロバートショウチューブ）またはユニベント気管チューブを気管内挿管する。普通の分離換気ができない気管チューブによる麻酔下でも胸腔鏡下外科手術は可能ではあるが，十分な視野が得られないので手術がやりにくく，頻回に気道内を吸引し，低い気道内圧で換気してもらうなど左右分離換気の時以上に麻酔科医の協力が必要となってくる。したがって胸腔鏡下外科手術では左右分離換気のできる気管チューブで気管内挿管し，手術を行うことが望ましい。

　ダブルルーメンチューブ（ロバートショウチューブ）では気管内挿管時に気管損傷を起こすことがまれに報告されており，不慣れな麻酔科医による挿管は施行すべきでない。気管内挿管チューブの位置が適切かどうかを気管支ファイバースコープで確認するが，なかなか判断できない麻酔科医もいるためチューブの位置確認は術者も協力した方がよい。

　気管内挿管チューブが適切な位置に固定されたら患者の体位を側臥位に替え，固定する。この時もう一度気管支ファイバースコープでチューブの位置を確認する。手術操作が長引くと片肺換気状態での低換気状態が長くなるので動脈血の酸素飽

和度が低下し，二酸化炭素の蓄積の可能性が高くなる。そこで術中はパルスオキシメータによる動脈血酸素飽和度と呼気中の二酸化炭素濃度を連続モニタリングしてもらい，動脈血酸素飽和度の低下または二酸化炭素の蓄積が認められた時は両側換気と気道内を吸引してもらうと安全である。両側換気の際は必ずトロカールを少し胸壁から抜き，トロカールによる肺損傷を予防する。手術が終わり，気管内挿管チューブを抜管する前に十分に気道内の分泌物を吸引してもらうことも重要である。特に胸腔鏡下外科手術の時間が長かった場合は術後，術側の肺がmicroatelectasになりやすいためである。以上をまとめると胸腔鏡下外科手術の麻酔の要点は表2のようになる。

3) 体 位

胸腔鏡下手術を始めた当初は，健側を下に側臥位とし，患側上肢を挙上しアームに固定して，いつでも腋窩切開に移行できる体位で胸腔鏡下手術を施行していたが，症例経験の増加に伴い，現在では患側上肢をアームに固定せず，後側方切開に移行できる体位で行っている。この後側方切開に移行できる体位の利点は，腋窩切開に移行できる体位と違い聴診三角部に比較的大きなトロカールを挿入できること，挙上した患側上肢が胸腔鏡に当たらず横隔膜面の観察が容易なことである。また開胸に移行しなくてはならない場合は腋窩切開より後側方切開でないと対処できないことが多いからである。

4) 術者ならびに機械の配置

術者ならびに機械の配置は図21に示すように配置する。ポイントはテレビ画面が患者の頭側にあることが望ましい。

5) 胸腔鏡下手術に必要な器材と器具

光学系器材としては，①胸腔鏡（硬性鏡あるいはフレキシブル胸腔鏡），②光源，③カメラシステム，④テレビモニター，⑤ビデオデッキ（記録用）を準備し，術前に確実に作動するかどうかを確かめておく。手術器具としては，⑥ディスポーザブルトロカール（口径5〜12mm）2〜3個，⑦

表2 胸腔鏡下手術の麻酔の要点

1. ダブルルーメンチューブまたはユニベントチューブにて片肺換気下に手術を行う。
2. 気管内挿管チューブの位置が適切かどうかを気管支ファイバースコープにて確認する。
3. トロカール挿入時には患側肺を十分に虚脱させる。
4. パルスオキシメータによる動脈血酸素飽和度と呼気中の二酸化炭素濃度を連続モニタリングする。
5. 肺病変部の検索時，air leakテスト時は少しずつ患側肺を加圧する。
6. 無気肺をとるための肺加圧時はトロカールを少し胸壁から抜き，トロカールによる肺損傷を予防する。
7. 術中，術後は頻回に気道内を吸引し，肺のmicroatelectasを予防する。

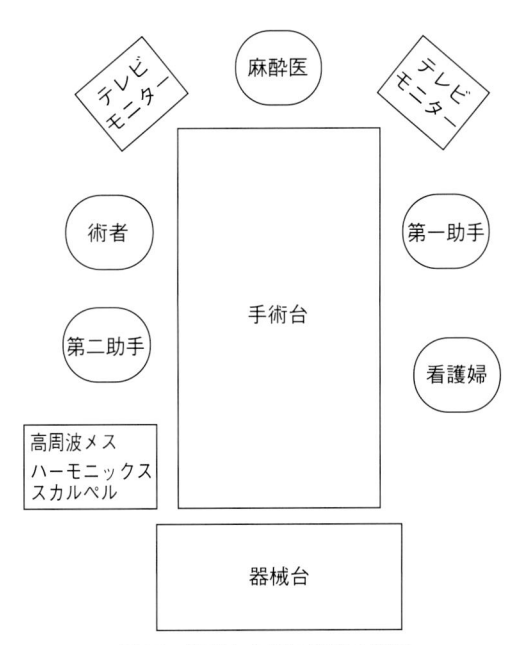

図21 術者ならびに器械の配置

肺把持用鉗子（エンドグラスプ）2個，⑧自動縫合器本体数個，⑨ステープラ2種類（各3〜5個），⑩胸腔用電気メス1個，⑪胸腔用吸引管1個，⑫剥離鉗子，⑬エンドクリップ1個，⑭はさみ鉗子，⑮胸腔用持針器，⑯フィブリン糊（約5cc）などである。表3にこれらの一覧表を示す。

c. 標準術式（胸腔鏡下肺部分切除術）

当施設で行っている自然気胸に対する胸腔鏡下肺部分切除術の標準術式を述べる。

表3 胸腔鏡下手術に必要な器材と器具

1. 光学系器材
    a) 胸腔鏡
    b) 光源
    c) カメラシステム
    d) テレビモニター
    e) ビデオデッキ
2. 必要な手術器具
    a) トロカール 5mm×2個, 10mm×2個, 12mm×2個
    b) 肺把持鉗子 2本
    c) 自動縫合器本体とそのカートリッジ
    d) 高周波メス
    e) 吸引鉗子
    f) 剥離鉗子
    g) クリップとクリップアプライヤー
    h) ハサミ鉗子
    i) 胸腔鏡用持針器
3. あれば便利な手術器具
    a) フィブリン糊
    b) ハーモニックススカルペル
    c) エンドループ

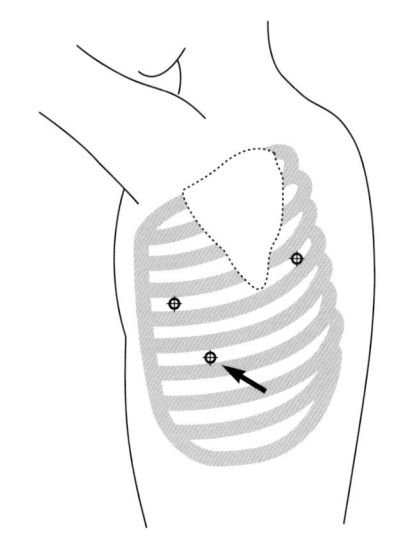

図22 最初のトロカール挿入部位
最初は第5または第6肋間よりトロカールを挿入する。

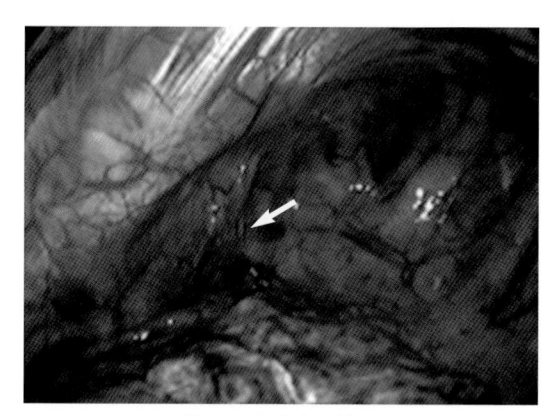

図23 胸腔内の検索
矢印は囊胞と胸壁との癒着を示す。

1) トロカールの挿入

全身麻酔,片肺換気下で側臥位に固定する。最初,10mmのトロカールを肺の胸壁への癒着がないことを確認し,中腋窩線上第5または第6肋間より挿入する(図22)。この際,既往として胸腔ドレーンの挿入や胸部の手術があればその部位を必ず約5cm以上避けるように心がける。

2) 胸腔内の検索

胸腔鏡で胸腔内を検索してから次のトロカールを挿入する。前腋窩線上第4肋間から5mmのトロカール,また聴診三角部(背部第4肋間)から10mmのトロカールを挿入する。内視鏡用ツッペルで肺を圧排し,また体位をhead upにすると肺臓器自体の重さで肺尖部から縦隔側まで容易に観察できる(図23)。女性で月経随伴性気胸症例が考えられる場合は横隔膜面を十分に観察すべきである。この時はフレキシブルな胸腔鏡あるいは電子スコープが有用である。一般に肺尖部に囊胞を認めることが多く,また肺と胸壁との癒着部位にはブラが多い。たとえ最初に囊胞を確認しても縦隔側を十分に検索しないと見落としに通じる。また癒着部位の後側にはたいてい囊胞が存在する。

3) 癒着剥離

ブラ周囲に癒着がある場合は電気メスを使用して切離するか,あるいはクリッピング後切断(図24)する。さらに最近ではハーモニックススカルペル(図25)を多用し,癒着剥離を施行しているが,遅発性の気胸の原因となるので電気メスやハーモニックススカルペルで肺実質を焼灼してはいけない。

4) 切除前のair leakテスト

癒着剥離を十分に施行すると肺尖部の囊胞がはっきりと確認できる。白色に変化した囊胞が気胸

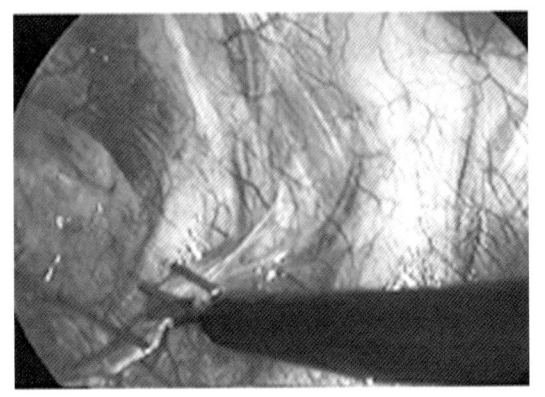

図24 癒着剥離
索状癒着をクリッピング後に切断する。

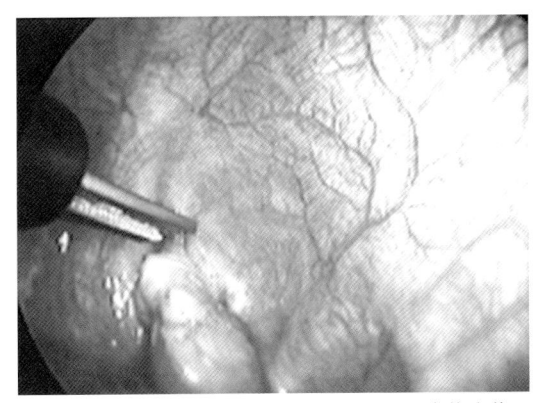

図25 ハーモニックススカルペルによる索状癒着の切断

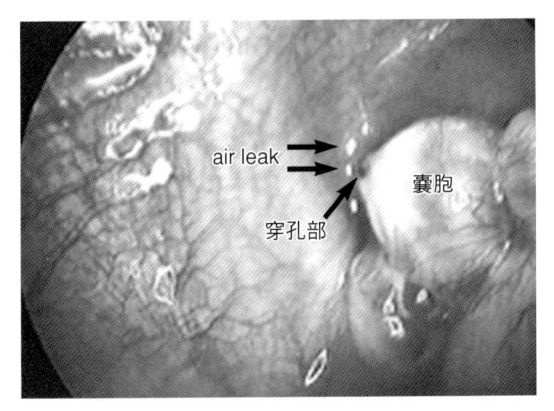

図26 Air leak テスト

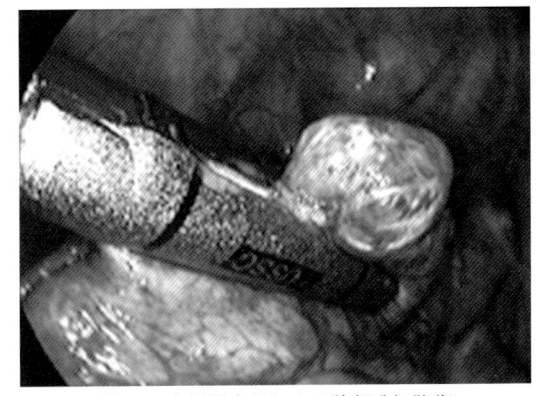

図27 自動縫合器による肺部分切除術

の原因となった可能性が高いが，はっきりとこのような囊胞が確認できない時はブラ直上から生理食塩水を散布して患側の肺を約15～20cmH$_2$Oで加圧しair leakの確認をする。それでも確認できない場合は剥離面やトロカール挿入部の止血を十分に行いトロカールから生理食塩水を注入し，air leakテスト（図26）を行う。生理食塩水約500ccの注入で十分である。

5）自動縫合器による肺部分切除術

自動縫合器（MULTIFIRE ENDO GIA® 30：US Surgical社製，またはエンドカッター®：Ethicon社製）で肺部分切除を行うにあたって適切なステープラを選択し，適切な部位，すなわち正常肺組織部分で切除しなくてはならない（図27）。さもないと切除断端からのair leakや出血，さらに再膨張時には縫合部位が裂けたり，また切除断端からの囊胞新生の原因になりうる。

6）切除肺の回収

肺組織はやわらかく約2cm以内，あるいは切除した肺がほとんど囊胞組織であればトロカールから胸壁外へ摘出可能である。しかし，切除肺が大きく正常肺組織が多く含まれている場合はトロカールからの摘出は不可能なため，切除肺を肺把持鉗子で把持し，ついでトロカールを胸壁から抜き，そのわきからペアン鉗子などで把持し直して胸腔外へ摘出する。

7）切除後air leakテスト

MULTIFIRE ENDO GIA 30®で切除した断端に生理食塩水を散布，あるいは胸腔内に生理食塩水を注入して切除前のair leakテストと同様に，いままで換気していなかった患側肺を約15～20cmH$_2$Oで加圧しair leakテストを行う。一応，念のために切除断端にダブルルーメンチューブを使用してフィブリン・グリューを塗布する。

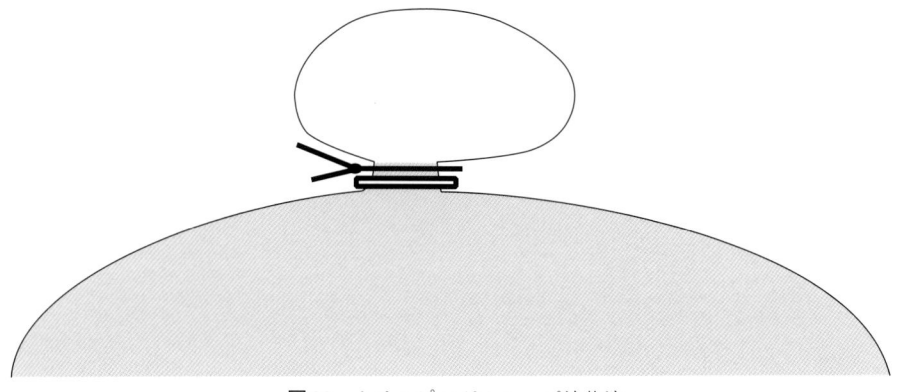

図28　クリッピング＋ループ結紮法

8）閉　創

前腋窩線第4肋間，聴診三角部のトロカールを中腋窩線第6肋間より挿入した胸腔鏡で確認しながら抜き取る。トロカール挿入孔は肋間動脈などを傷つけていなければほとんど出血しない。もし出血があるなら電気メスで胸腔内および胸壁側より挿入孔を焼灼し，また少量のオキセル綿をつめておく。前腋窩線第4肋間，聴診三角部の挿入孔を皮下組織と皮膚を縫合し，中腋窩線第6肋間のトロカール挿入孔より胸腔ドレーンを挿入する。この時ドレーンの深さに注意する。

d．術後処置

胸腔鏡下肺部分切除術の基本的術後管理はいままでの開胸下肺部分切除術と同様の管理である。胸腔ドレーンを持続吸引器（われわれの施設ではQ in one®＊を使用している）に接続し−10〜−11cmH$_2$Oで吸引している。

しかし，開胸下肺部分切除術に比べ胸腔鏡下肺部分切除術では術中に片肺換気の状態が長く続くため微小無気肺状態になりやすい。そこで術後疼痛が今までの開胸下肺部分切除術と比べ極端に少ないので，理学的療法や早期離床を積極的に行う。胸腔鏡下肺部分切除術が的確に行われれば術後air leakはまったくないと思われる。トロカール挿入部位の抜糸はし開しやすいので術後10日以降に外来で行う。

＊ディスポ製胸腔ドレーンセット（富士システム社製）

3．胸腔鏡下のその他の手技

a．囊胞クリッピング法

比較的小さい囊胞に対しては，その囊胞の根部でクリッピングすることにより囊胞からのair leakを止めることが可能であるが，肺の再膨張とともにクリップが脱落する可能性があるためクリッピング＋ループ結紮法（図28）で処理するか，把持力の強い吸収性クリップでクリッピングしている。

b．囊胞ループ結紮法

囊胞をその根部で結紮する方法である。その多くはpretied loopとして市販されているループ結紮糸（Surgitie®：US Surgical社製）などを使用する。吸収性合成縫合糸や非吸収性合成縫合糸のモノフィラメントを使用したものがある。1回の結紮しかできないことからなんらかの補強が必要である。補強の仕方としてはダブルループで処理する方法（図29）や前出のクリッピング＋ループ結紮法が行われている。

c．胸腔鏡下囊胞焼灼法

胸腔鏡下囊胞焼灼法は以前より電気メスを，また最近はレーザーメスを使用し，小さい囊胞に対して行われていたが[12)17)〜19)]，最近はハーモニックスカルペルも使用されつつある。しかし，そ

の焼灼の加減が難しく,焼灼しすぎると囊胞にさらに大きい穴をあけてしまうことがあり,また焼灼後の組織の脱落による術後遅発性気胸が発症する可能性がある。

d. 囊胞内フィブリン・グリュー注入法

胸腔鏡下囊胞焼灼法の代わりに囊胞内フィブリン・グリュー注入法がある。胸腔鏡下に気管支ファイバー,あるいは食道静脈瘤の硬化療法時に使用する穿刺針を用いて,囊胞内にフィブリン・グリューを注入する方法である。

e. 癒着の切離

索状癒着は多くの症例で認められ,この索状癒着の近くに囊胞が多く認められる。また,見落としを予防する意味でも,これらの索状癒着をきれいに切離して,よく縦隔側まで囊胞の検索をするべきである。極細の索状癒着の切離は電気メスのみで行っているが,2mm以上の索状物には血管が多く含まれていることから,クリップを使用して切離している(図30)。しかし,最近はハーモニックススカルペルを多用して良好な結果を得ている(図31)。幅広い癒着はツッペルとハーモニックススカルペルを使用してできる限り肺をfreeにして胸腔内の検索を行う方針としている。

f. 肺縫合の手技

胸腔鏡下外科手術においては胸腔内で縫合することはかなりの練習が必要である。一般に簡単な場合は胸腔鏡用持針器に縫合糸を付け,円形トロカールを通して胸腔外結紮法で縫合している。しかし,縫合が難しい場合や多い場合は,円形トロカールを開胸用の持針器に針をつけても胸腔内に挿入できる楕円型トロカールに換え,縫合する方

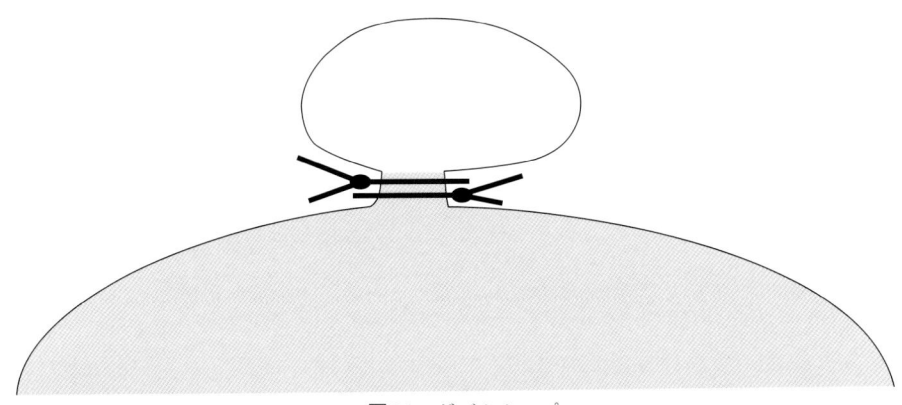

図29 ダブルループ

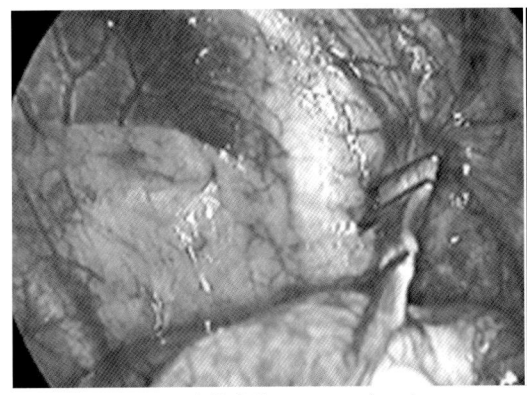

図30 索状癒着のクリッピング

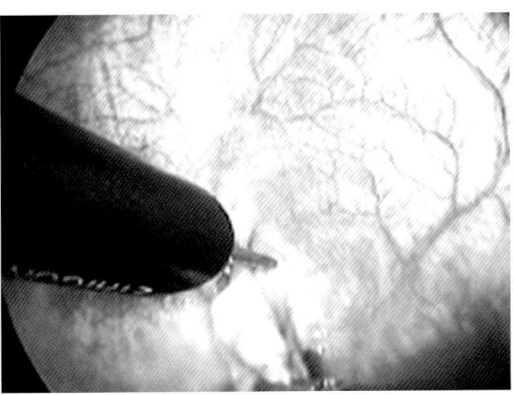

図31 ハーモニックススカルペルを使用した索状癒着の離断

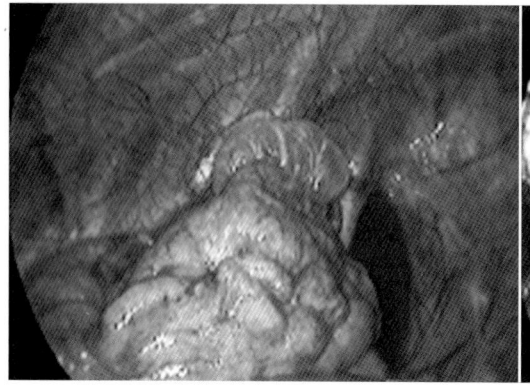

図32 若年者の単発嚢胞

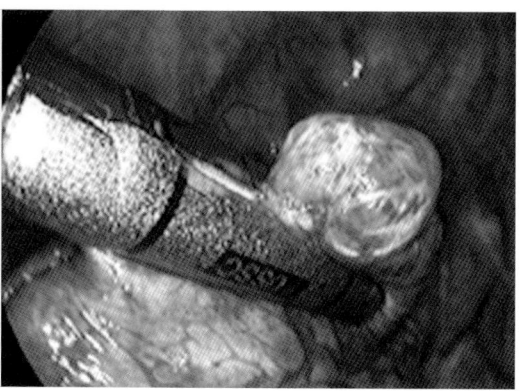

図33 自動縫合器による嚢胞切除

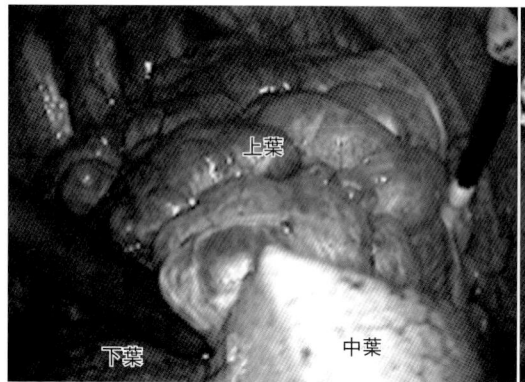

図34 右上葉をほとんど占める多発性嚢胞

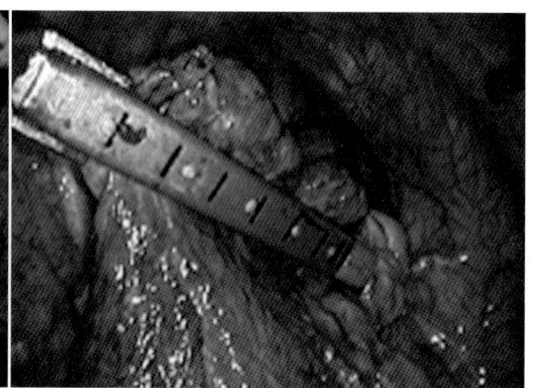

図35 60mmの自動縫合器による嚢胞切除

針をとっている。

g. 胸腔鏡下検査

自然気胸症例の多くは入院時に胸腔ドレナージを施行することが多い。そこで当施設では，胸腔ドレナージを施行する症例では，できる限りドレナージ部位から局麻下に口径2〜5mmの硬性鏡を使用して胸腔内を観察している。この利点は嚢胞の形状，数，胸腔内の癒着程度などが胸腔鏡下手術前に術前評価できることである。将来的には局麻下に嚢胞処理（胸腔鏡下肺部分切除術）を施行し，日帰り退院させたいと思っている。

4. 症　例

胸腔鏡下手術を開始した当初は若年者の自然気胸症例のみであったが，症例を重ねるほどに複雑な，またまれな症例にも遭遇した。そこでここでは当施設で経験したいろいろな症例について胸腔鏡下所見を中心に提示する。

a. 若年者の単発嚢胞症例

19歳，男性。右自然気胸の診断下，胸腔鏡下肺部分切除術を施行した症例である。胸腔鏡下に胸腔を検索すると単発の嚢胞を肺尖部に認め（図32），この部分を自動縫合器を使用して3回のfireで切除した（図33）。これは典型的な自然気胸症例である。単発の嚢胞の場合は，2〜4個ぐらいのステープラを使用して切除可能である。

b. 多発性嚢胞症例

38歳，男性。右自然気胸再発の診断下，胸腔鏡下肺部分切除術を施行した症例である。胸腔鏡下に胸腔内を検索すると多発性の嚢胞を右上葉に認め（図34），この部分を60mmおよび35mmの自動縫合器を使用して切除した（図35）。このよ

28　C. 手術療法　1）胸腔鏡下手術

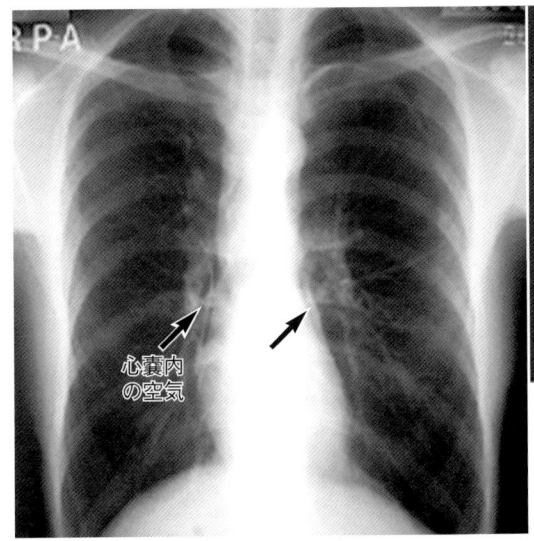

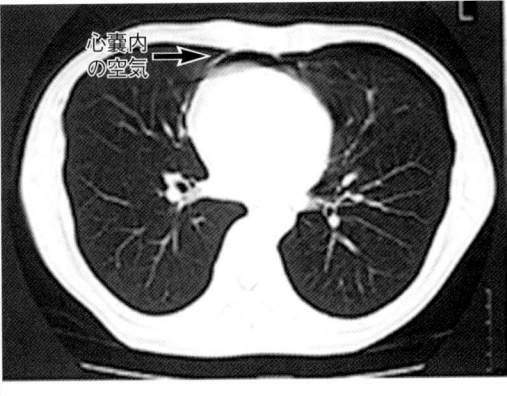

←図36　入院時胸部X線写真
↑図37　入院時胸部CT写真

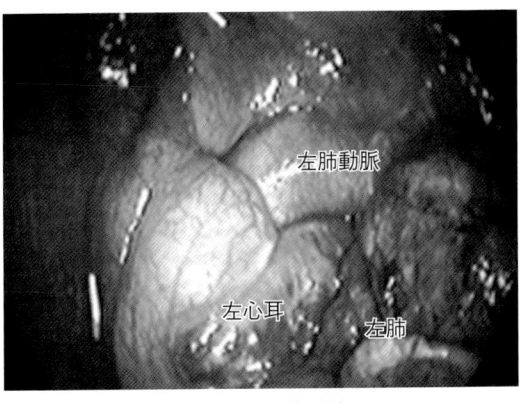

図38　胸腔鏡所見
左肺動脈，左心耳を直視下に観察できる。

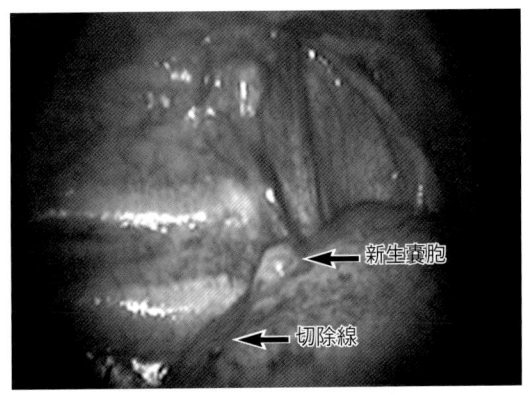

図39　ステープラ近くの新生嚢胞

うな多発性の嚢胞の場合は，多数のステープラが必要となり，また胸腔鏡下での切除範囲決定は難しいことが多い。この症例では60mmの自動縫合器を4回，35mmの自動縫合器を8回使用して切除した。現在のところ再発はない。

c. 心膜欠損症例

29歳，男性。左自然気胸の診断，胸腔鏡下肺部分切除術を施行した症例である。術前の胸部X線写真（図36）とCT（図37）では心囊内の空気層を確認できる。胸腔鏡下に左側の心膜部分欠損を認め，直視下に左肺動脈，左心耳を見ることができた（図38）。嚢胞は1個認めて自動縫合器で切除した。

d. 術後再発気胸再手術例

17歳，男性。両側自然気胸の症例で両側胸腔鏡下手術施行後，右側のみ術後再発した。胸腔鏡所見では，前回ステープラを使用して切除した近傍に新生嚢胞を認めた（図39）。

e. びまん性肺脈管筋腫症

28歳，女性。右自然気胸再発のため胸腔鏡下手術を施行した。胸腔鏡所見は多数の径3～5mmの嚢胞と薄壁の2～3cmの数個の嚢胞を認めた（図40）。

f. 月経随伴性気胸症例

45歳，女性。右自然気胸再発のため胸腔鏡下

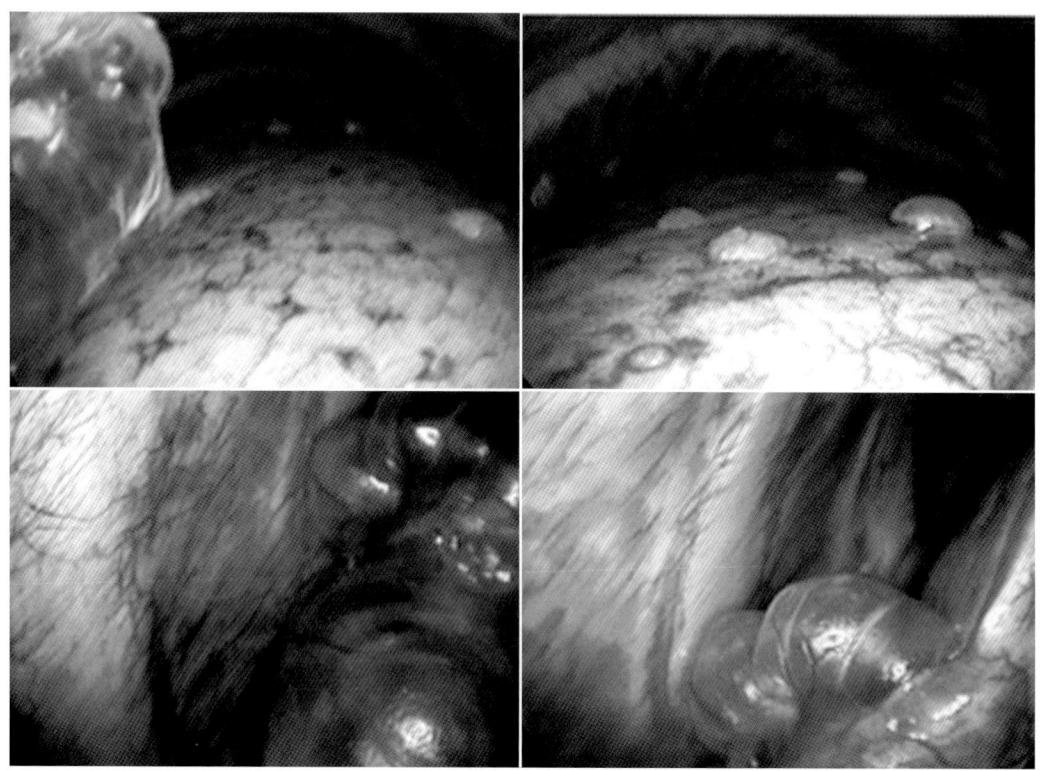

図40　多数の小さい囊胞と大きく薄壁の囊胞

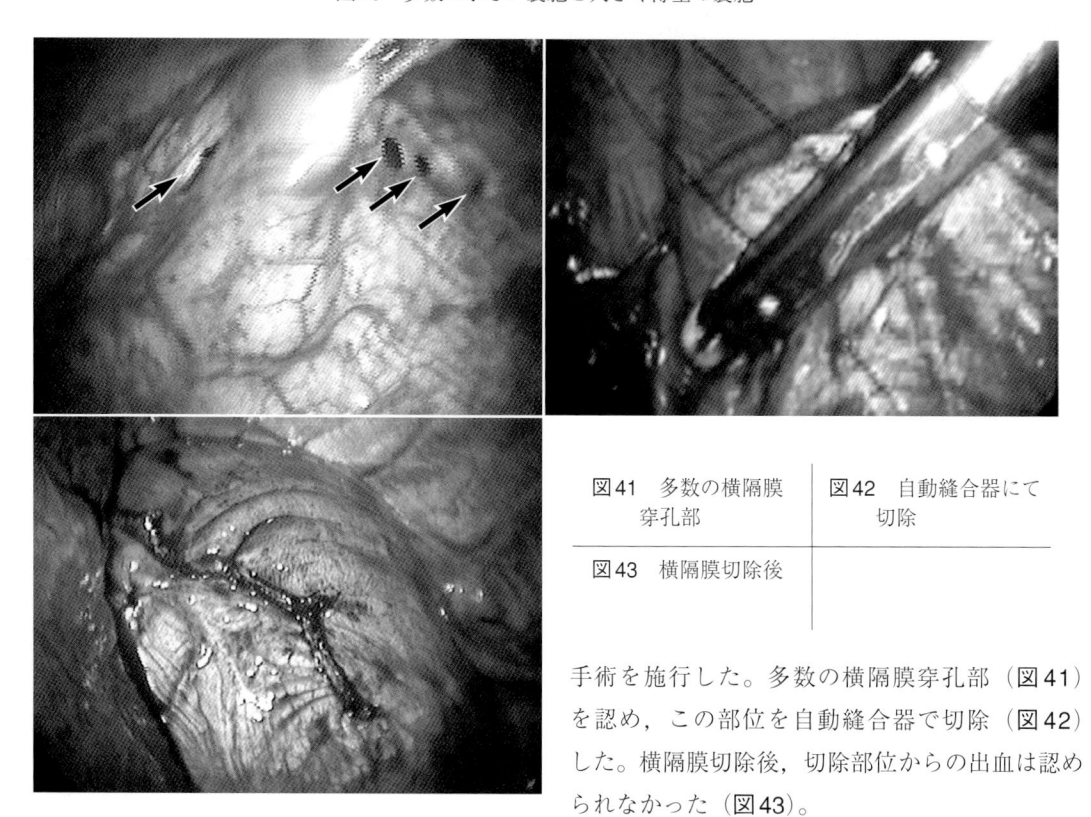

図41　多数の横隔膜穿孔部	図42　自動縫合器にて切除
図43　横隔膜切除後	

手術を施行した。多数の横隔膜穿孔部（図41）を認め，この部位を自動縫合器で切除（図42）した。横隔膜切除後，切除部位からの出血は認められなかった（図43）。

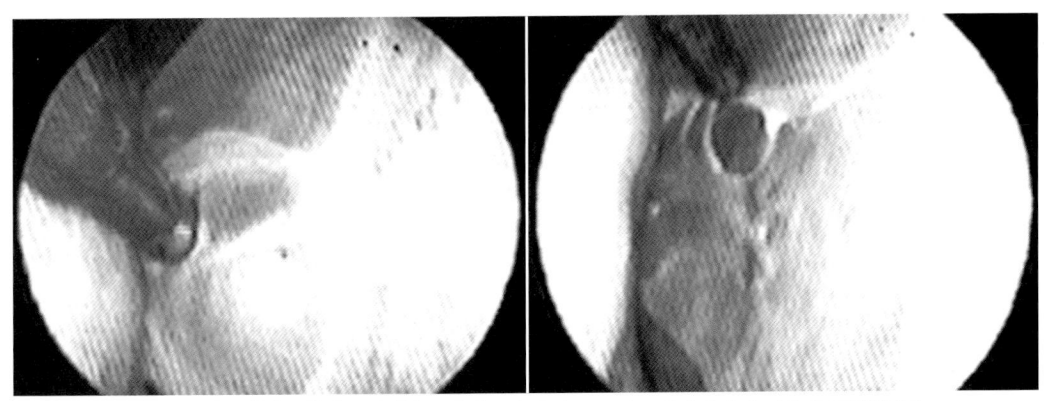

図44 薄壁の囊胞が胸壁に癒着しており，これをハーモニクススカルペルにて離断する。

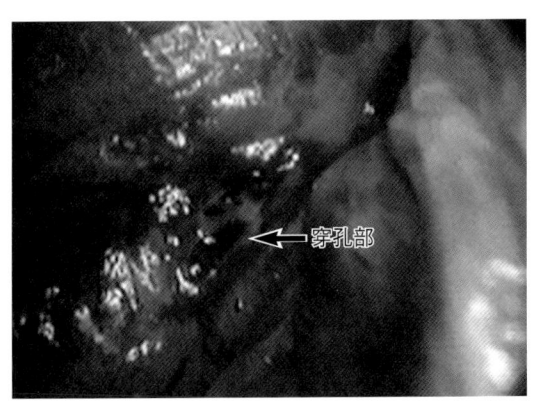

図45 肺癌の薄壁空洞が穿孔して気胸になる。

g. 肺癌と気胸（1）

60歳，男性。右肺癌術後に，左肺の区域気管支へ転移が認められた。その後気胸になり胸腔ドレナージでも軽快しないため，局麻下に胸腔鏡下手術を施行した。胸腔鏡所見では，薄壁の囊胞からair leakがあり，さらにこの囊胞が胸壁と癒着していた。この薄壁の囊胞をハーモニックススカルペルで胸壁から離断（図44）し，囊胞を焼灼した。

h. 肺癌と気胸（2）

65歳，男性。右自然気胸の診断で経過観察されていたが，気胸再発のため当科に紹介入院した症例である。術前の胸部CTでは上葉内に囊胞が確認されていた。胸腔鏡下に胸腔内を観察すると，上葉内の囊胞と思われた部位よりair leakがあり（図45），また典型的な囊胞でなく，壁が弾性硬のため壁の一部を術中の迅速病理診断に提出し，薄壁空洞からの穿孔により気胸となった扁平上皮肺癌と診断した。そのまま後側方切開で開胸し右上葉切除術を施行した。

i. 血胸症例

27歳，男性。右血気胸のため胸腔鏡下手術を施行した。胸壁と肺に付着した血腫（図46）を認め，その血腫を取り除くと胸壁に新生血管を認めた（図47）。胸壁に新生血管は結紮し，肺尖部の囊胞を自動縫合器で切除した。

j. 巨大肺囊胞症例

34歳，男性。右自然気胸と巨大肺囊胞症の診断で胸腔鏡下手術を施行した。胸腔鏡下に囊胞を切開して視野を確保し，また囊胞底を確認し切除線を決定した（図48）。自動縫合器で正常肺組織で切除（図49）した。

5．術後成績

胸腔鏡下手術は近年，自然気胸の第一選択術式となり多くの施設で症例の蓄積とその成績が評価されつつある[14)～16)]。ここでは，当施設において施行した，胸腔鏡下手術から開胸下手術へ移行した自然気胸症例の詳細と胸腔鏡下手術例の術後成績を当施設での開胸症例と比較し，若干の文献を加えて述べる。

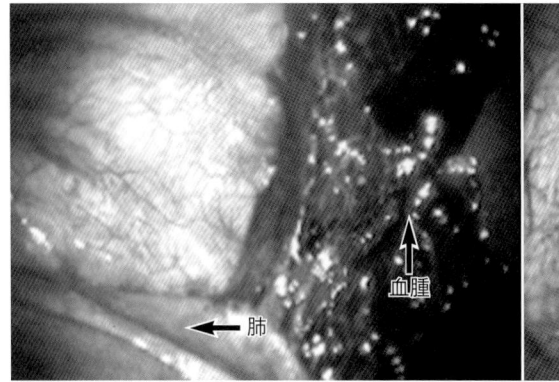

図46 胸壁と肺に付着した血腫

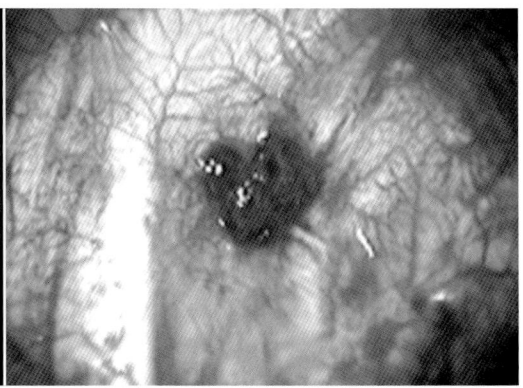

図47 胸壁に付着した血腫を取り除くと胸壁からの新生血管を認めた。

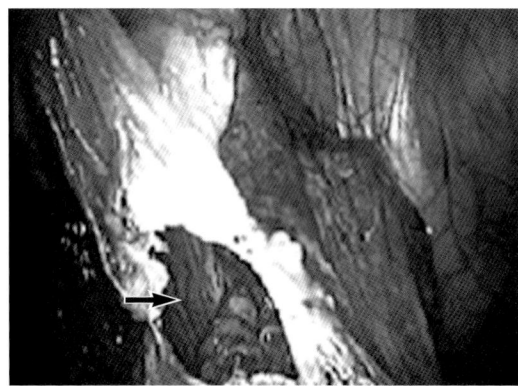

(a) 巨大肺嚢胞を切開

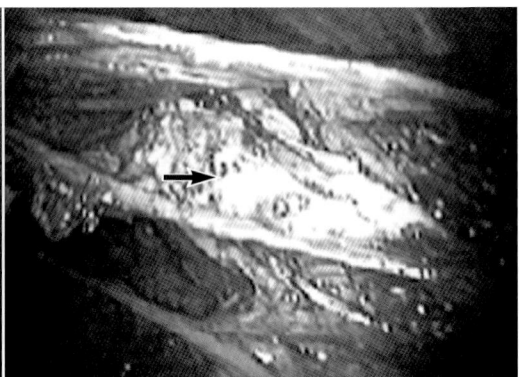

(b) 嚢胞底を確認

図48 巨大肺嚢胞を切開して切除線を決める。

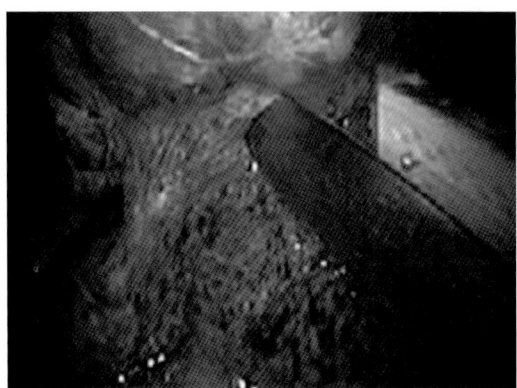

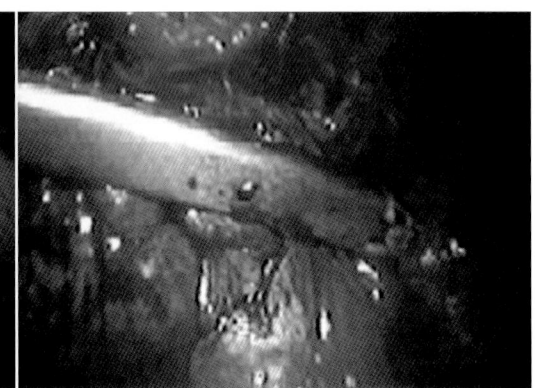

図49 自動縫合器で正常肺組織で切除

a．開胸下手術移行症例

　平成4年3月1日〜平成10年1月31日までに，当科で自然気胸に対する初回手術術式として胸腔鏡下手術を施行した症例は193例で，胸腔鏡下手術のみで手術が施行できた症例は170例（86.5％），残り23症例（13.5％）が開胸下手術へ移行した（図50）。その原因（表4）は多発性嚢胞のために胸腔鏡下では確実な手術が不可能，または高額な自動縫合器を多数使用しなくてはならないとういう経済的問題のために11例が，嚢胞周囲の強固な癒着，特に血管周囲や神経周囲への癒着のために6例が開胸手術へ移行した。その他の原因とし

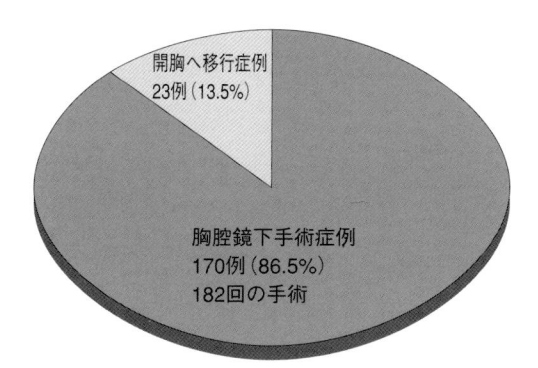

図50 開胸手術以降症例（23例）

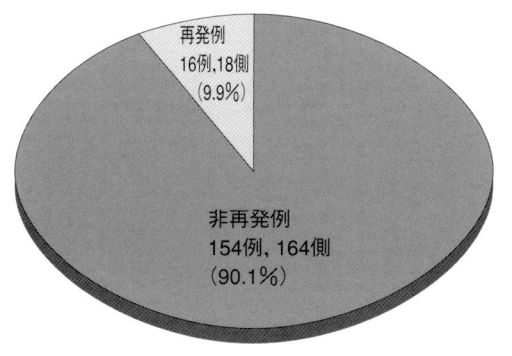

図51 胸腔鏡下手術後再発（16例, 18回）

表4 開胸移行症例の原因（23例）

多発性囊胞	11例
強固な癒着	6例
囊胞不明	2例
出血	1例
麻酔トラブル	1例
器具トラブル	1例
腫瘍病変合併	1例

ては胸腔鏡下では囊胞が確認できないために2例が，肋間動脈からの出血，麻酔のトラブル，器具のトラブル，さらに腫瘍病変合併のために各1例が開胸手術に移行した。このことから高額な自動縫合器を使用せず肺部分切除を手縫いに変えたり，手技の向上に伴うトラブルの減少を考えると自然気胸に対する胸腔鏡下手術における開胸手術移行症例の割合は減少傾向にあると思える。

b．当施設での自然気胸に対する胸腔鏡下手術成績

平成10年1月31日までに当科において開胸手術移行症例を除いた胸腔鏡下手術症例は170例であり，これらの症例に対して182回の胸腔鏡下手術を施行した。このうち胸腔鏡下手術後再発症例は16例，18側（9.9％）であり（図51），性別は男性15例，女性1例であった。再発症例16例中，10例は片側気胸で，6例は両側性気胸であり，片側気胸140例，140回の手術中の再発例は10例（7.1％）であったのに対し，両側気胸30例，42回の手術中の再発例は6例，8側（19.0％）と高率（図52）であった。

さらに術式別には開胸下手術726例，810回の手術中の術後再発は24例，26側（3.2％）であったのに対し，胸腔鏡下手術170例，182回の手術では術後再発は16例，18側（9.9％）であり（図53），両者の手術術式別による再発率には有意差（$p < 0.01$）が認められた。

胸腔鏡下手術後再発までの期間は最短術後8日から最長術後718日で，平均122.6日（図54）であった。さらにこれらを術後1カ月以内，2カ月以内，半年（180日）以内，半年（181日）〜1年以内，1年以上に分類し検討すると，1カ月以内が5例（29.4％），2カ月以内が6例（35.3％），半年以内が3例（17.6％），半年〜1年以内が1例（5.9％），1年以上が2例（11.8％）であり，当施設での開胸下手術症例（726例，810回）の術後再発までの期間，1カ月以内が2例（7.7％），2カ月以内が4例（15.4％），半年以内が4例（15.4％），半年〜1年以内が1例（3.8％），1年以上が15例（57.7％）に比べ，術後早期再発症例が多い傾向（図55）が見られた。手術手技別術後入院期間（同時期入院期間に異日対側手術例は除く）は開胸下肺部分切除術症例712回中（後側方切開60回，胸骨正中切開11回，腋窩切開切開641回）では平均15.06日であるのに対して，胸腔鏡下手術症例170回では平均6.82日（図56）で明らかな短縮を認めた。

図52 病側と再発率

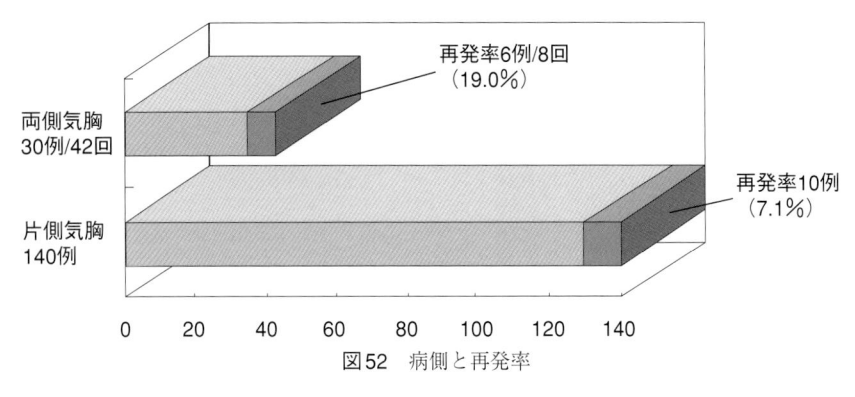

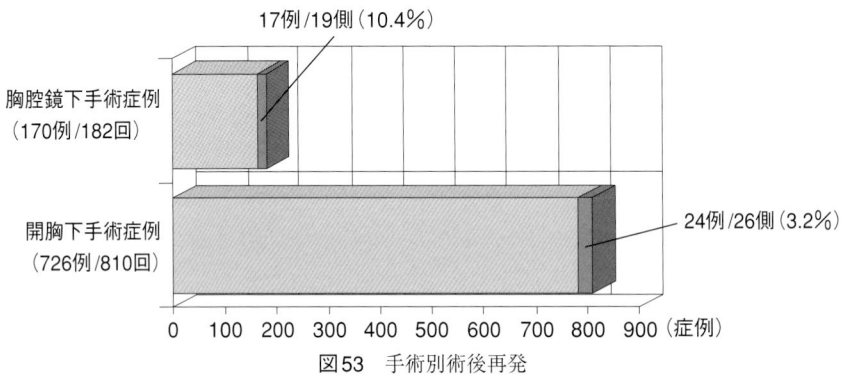

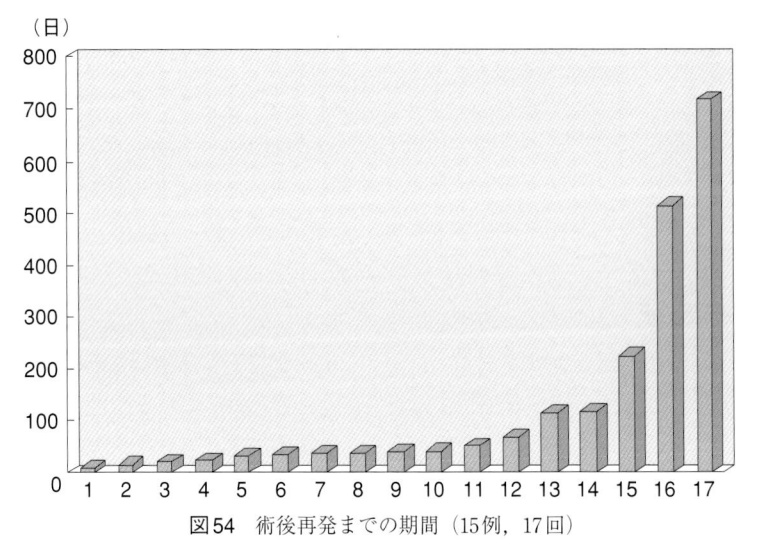

図53 手術別術後再発

図54 術後再発までの期間（15例，17回）

c. 自然気胸に対する胸腔鏡下術後再発症例の治療

胸腔鏡下術後再発症例16例の治療は，5例に胸腔ドレナージを，11例（13回）に再手術を施行した．手術術式は開胸下肺部分切除術が4回，胸腔鏡下肺部分切除術9回であった（表5）．この再手術11例中，明らかな囊胞を確認できたものは8例で，囊胞の見落とし，または囊胞新生が考えられた．囊胞新生は切除部位近くが多く（図39），前回手術時に正常組織部分での切除が行われていなかったか，またはステープラのかけ方に問題があったと思われた．また多くの症例で胸腔ドレーン挿入部以外の肺と胸膜との癒着は認めず，このことも再発率の高さの原因になりうると思われ

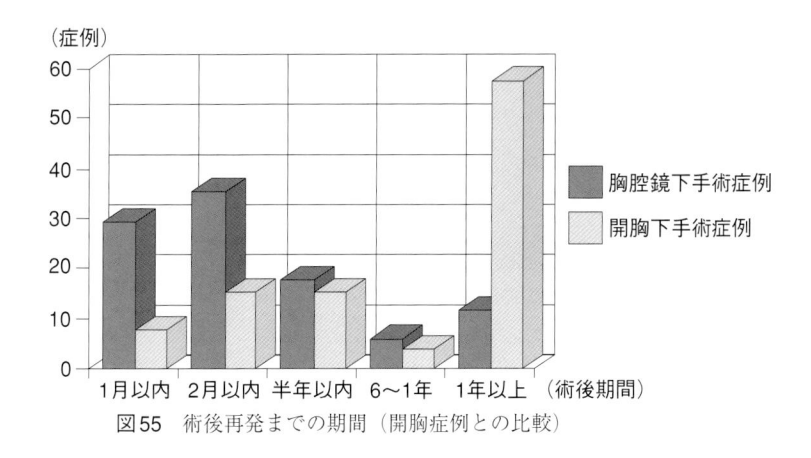

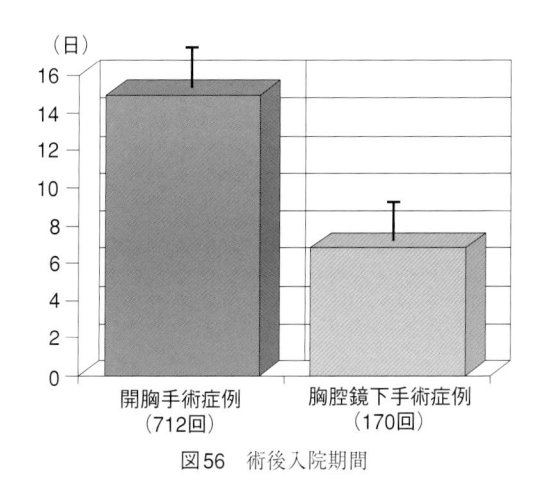

図55 術後再発までの期間（開胸症例との比較）

図56 術後入院期間

表5 再発症例の治療（16例）

ドレナージのみ 5例
再手術術式11例（13回）
　　胸腔鏡下肺部分切除術.................................9回
　　開胸下肺部分切除術.....................................4回
　　＊明らかに囊胞があったもの......................8回

た。近年，胸腔鏡下手術時に壁側の胸膜切除を行い外科的胸膜癒着を行う施設[14]もあるが，当施設での自然気胸に対する開胸手術症例において胸膜切除例と非切除例の間に再発率の有意差を認めないため（完全虚脱予防にはなりうるが），現時点で胸腔鏡下手術において原則的には胸膜切除を行っていない。いずれにしても胸腔鏡下術後再発症例においては癒着も少なく，胸腔鏡下再手術が可能と考えている。

【まとめ】

①自然気胸に対する胸腔鏡下手術は約86.5％に完遂でき，手技の向上に伴い開胸手術移行症例の割合は減少傾向にあると思われる。

②自然気胸に対する胸腔鏡下術後再発症例の再発率は約9.9％で，特に両側気胸症例では高率（19.0％）であった。

③手術手技別による術後入院期間は平均6.82日と胸腔鏡下手術は開胸下手術に比べあきらかに短縮していた。

④胸腔鏡下手術では肺虚脱のために囊胞確認が困難なことが多く，手術にあたっては注意深い検索とステープラの切除方向への工夫が必要である。

6. 胸腔鏡下外科手術の合併症と対策

胸腔鏡下外科手術は侵襲の少ない手術ではあるが，胸腔鏡下の限られた視野の二次元画面で手術を行うために，いままでの開胸手術にないトラブルや合併症が存在する。しかし，多くのトラブルや合併症は細心の注意をはらえば回避できるものばかりである。ここでは筆者らが遭遇した，あるいは想定できるトラブルや合併症を中心に解説し，またその予防対策についても述べる。

a. 術中のトラブルと合併症

1）麻酔

胸腔鏡下手術においては患側を肺虚脱するために，シングルルーメンに比べ太いダブルルーメンの気管チューブを多用する。そのため粗暴な操作では，このダブルルーメンの気管チューブを挿入し，回転固定するときに気管損傷が発生しやすい。気管損傷が考えられた場合は，気管支鏡でその損傷程度を検索し，場合によっては緊急手術に踏み切る。ダブルルーメンチューブの挿入が不可能な場合はユニベントチューブを使用するか，視野の確保は難しいが無理をせずシングルルーメンチューブで手術を行う。

2）胸腔鏡用器材，器具

胸腔鏡用器材，器具のトラブルと合併症を，a）光学系と，b）自動縫合器に分け解説する。

a）光学系

最も多い光学系のトラブルはカメラコントロールユニットで，特にその接続ピンの接触不良が原因となる。またホワイトバランスの故障は組織の色調に影響するため正常部位と異常部位の鑑別が難しくなり思わぬ合併症を起こしうる。したがって常に光学系は整備しておかなければならないし，常に予備のテレビカメラシステムをスタンバイしておくようにする。

b）自動縫合器

自動縫合器（ENDO GIAやエンドカッター）は大変便利な器械であり胸腔鏡下外科手術における貢献度は絶大なものがある。ここではこの自動縫合器で実際に経験したいろいろなトラブルについて解説する。

①自動縫合器の切除部位からの出血：肺切除において自動縫合器の切除部位から出血することはまれにある。出血の程度はごく少量のものは自然止血，または電気メスで凝固止血できるが，大量の場合は最初にクリッピングして一時止血した後，通常使用している円形トロカールから楕円トロカールに入れ替え，開胸用持針器で2, 3針縫合し止血している。出血部位が広いときは内視鏡

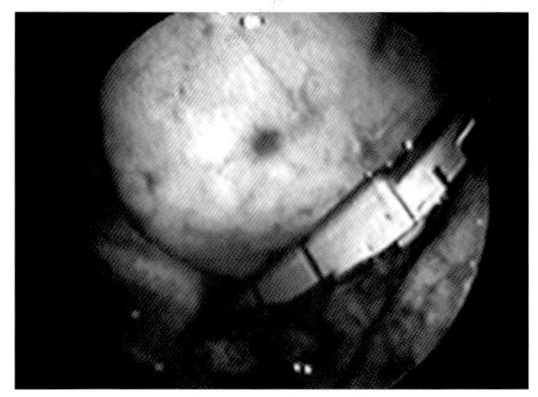

図57 自動縫合器のステープラの脱落

用血管鉗子，または大動脈遮断鉗子で切断直下の肺を遮断し，連続縫合する。

②自動縫合器のカートリッジの脱落：自動縫合器のカートリッジがfire後に胸腔内に脱落することがある（図57）。この原因の多くは血液や組織の付着などによりカートリッジが的確に器械本体に装着されていなかったためである。万が一カートリッジが脱落したら，慌てずに把持鉗子でカートリッジの器械本体挿入部を掴み胸腔外へ摘除する。このトラブルの予防はなんといってもカートリッジの的確な装着であり，器械本体の血液付着を拭き取ることと，カートリッジがしっかり器械本体に装着されたことを確かめることである。

③自動縫合器が切除肺から外れない：Fireしたが自動縫合器が切除肺から外れない時がある。これは2回目以降のfire時に起こることがある。多くの原因は前のステープラと今回fireしたステープラとがからまったためである。把持鉗子で自動縫合器から肺を剥がせば難なく外れる。

④自動縫合器が開かない：Fireした後自動縫合器が開かないことがある。これは上記同様2回目以降のfire時に起こることがあり，またその原因は前のステープラと今回fireしたステープラとがからまったためである。把持鉗子で自動縫合器の顎付近（図58）に鉗子をねじ込むようにすると自動縫合器が自然に開く。

⑤自動縫合器のステープラが完全に締まっていない：Fire後ステープラが完全に締まっていない

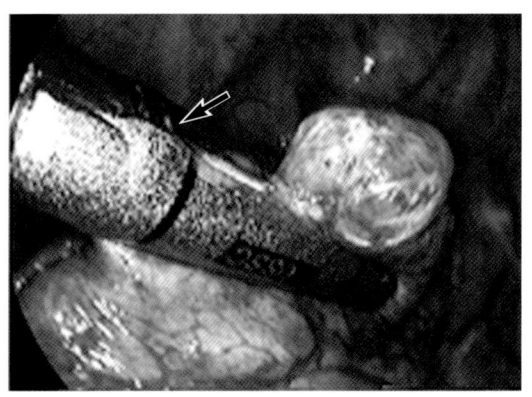

図58 自動縫合器が開かない場合，矢印の部位に鉗子を挿入して顎を開くようにする。

表6 トロカール挿入時の合併症

1. 胸腔内臓器損傷
   肺実質
   胸膜
   肺動静脈
   横隔膜
2. 胸壁損傷
   肋間動脈
   神経

ことはいままで経験したことがないが報告例はあり，組織の厚いところをfireすれば起こりうると思われる．もしこのようなことが発生したら，まず内視鏡用血管遮断鉗子，または大動脈遮断鉗子で切断直下の肺を遮断し，自動縫合器で再fireするか円形トロカールから楕円トロカールに入れ替え，開胸用持針器で連続縫合する．いずれにしても内視鏡用血管遮断鉗子または大動脈遮断鉗子は常備しておいた方が賢明といえる．

3）トロカール挿入時と抜去時

トロカール挿入時の合併症は大きく2つに分類できる（表6）．1つはトロカール挿入部の胸壁での損傷であり，もう1つは挿入後のトロカール先端による胸腔内臓器の損傷である．挿入部の胸壁での損傷はやはり肋間動静脈損傷が最も多いと思われる．ついで内胸動脈損傷が起こる可能性がある．もし肋間動静脈などを傷つけた場合は胸壁外と胸壁内より電気メスで止血するが，少しぐらいの出血ではトロカール挿入による圧迫でほとんど止血する．また，手術を終了しトロカール抜去後の創部からの出血は電気メスによる凝固やフィブリン・グリューの塗布で多くは止血される．術後一番出血しやすく注意しなくてはならないのは前胸壁や背部（聴診三角）などの筋肉が豊富な部位でのトロカール挿入部である．この部位では十分に電気メス，フィブリン・グリューで止血し，また筋肉もしっかり縫合しておく．

トロカール挿入後，トロカールの先端により胸腔内臓器を損傷することがあるが，その多くは肺組織である．原因としては不完全な患側肺の虚脱や，肺と胸壁との癒着部，トロカール挿入部の皮切が不十分なため，乱暴にトロカールを挿入したことによる．したがって慣れていないときは十分大きな皮切を置くか，はじめに細目のトロカールを挿入することが望ましい．もし肺損傷を起こしてしまったら直接連続縫合をすればよい．またトロカール部が低いとき（足側）は横隔膜損傷が起こりうる．実際，全身麻酔で片肺換気時は意外に横隔膜が挙上しているので注意を要する．そのほか心膜損傷などが考えられるが，いずれにしても損傷部が大きい場合は胸腔鏡下外科手術から開胸手術に移行すべきである．

4）鉗子操作時

胸腔鏡を通しての術野の視野は従来のものに比べかなり広くなったとはいえ開胸手術に比べまだ狭く，また胸腔鏡が映し出していない所では何が起きているかまったく分からない．したがって，胸腔鏡の視野以外において鉗子などの先端が臓器損傷を起こす危険性がある．特に神経系や血管系の損傷は厄介な合併症やトラブルを引き起こす可能性がある．そのためにこれらの合併症やトラブルを引き起こさないように常にカメラ視野内に鉗子類が入るようにする．

b．術後のトラブルと合併症

1）術後の長期air leak

一般に自動縫合器を使用した胸腔鏡下肺部分切

除術では，開胸手術による肺部分切除術よりステープラが6列のため術後のair leakは少なく，またたとえあっても早期に消失することが多い。もし胸腔鏡下肺部分切除術後，長期air leakが続く場合や術後数日たってair leakが出現したときは，肺縫縮した部位が裂けたか，クリップやループ縫合糸を使用している場合はこれらが脱落した可能性が高い。あまりにも長期間air leakが続く場合は病変部位の見落としも考えられ，やはり再手術が望ましいと思える。予防はやはり胸腔鏡下手術中の確実な胸腔内検索と手術が重要である。

2) 術後無気肺

片肺換気で手術を行うため開胸手術に比べ大きな無気肺は少ないが，胸部X線上にははっきり描出されないような無気肺（microatelectas）が起きることが多い。手術中や気管チューブ抜管前後の頻回な気道内吸引と早期離床により予防できる。

3) 創部し開

トロカール挿入部位は短時間の手術であっても実際はかなりのダメージを受けているために創傷治癒はかなり悪い。トロカール挿入部位は皮下縫合をしっかり吸収性縫合糸で行うことが重要である。

4) 術後膨張不全肺

自然気胸に対する胸腔鏡下手術症例では開胸手術に比べ意外に術後膨張不全肺症例が多い。その原因は術後疼痛が少なく，術後air leak期間が短いため早期に胸腔ドレーンを抜去することが多いためか，片肺換気下の手術によるmicroatelectasなどが考えられるが，手術中や気管チューブ抜管前後の頻回な気道内吸引と早期離床と十分な胸腔ドレナージにより予防できると思われる。

5) 遅発性気胸

電気メスで切除部からの出血を焼灼した場合や無意識下に肺組織を焼灼した場合に遅発性気胸を発症することがある。また，ステープラの切除方向が不適切な場合，肺再膨張時に肺が裂けることがある。多くの場合は術後約1週間〜数週間の間に術後再発気胸の形で発症することが多い。ほとんどが再胸腔ドレナージで回避できる。

6) 術後創感染

トロカールの滅菌が不完全，またはトロカールの挿入孔を利用して術後胸腔ドレーンを入れるために創が大きいために術後創感染を起こすことがある。トロカールの完全な滅菌と胸腔ドレーン挿入部の消毒，さらに胸腔ドレーン挿入孔に縫合糸を出さないようにすることが重要である。

以上のさまざまな胸腔鏡下外科手術の合併症に対する対策を表7に示す。

表7 胸腔鏡下手術の合併症対策

1. 正確な術前の画像評価
2. 適切な部位へのトロカールの挿入
3. 確実な胸腔内検索と操作
4. 適切なカメラ操作
5. トロカールの追加
6. 術中の頻回な気道内吸引
7. 早期離床と適切なドレナージ
8. 器具・器材の徹底した滅菌
9. その他

＜参考文献＞

1) Jacobaeus HC. Endopleurale operationen unter der leitung thorakoskops. Beitr Klin Tuberk 1915 ; 35 : 1.
2) 木本誠二. 都築式改良胸腔鏡立に胸腔焼灼術々式. 医科器械学誌 1944 ; 21 : 103.
3) 大上正裕, 有沢淑人, 深川裕明ほか. Flexible電子腹腔鏡を用いた腹腔鏡下胆嚢摘出術の手術手技. 外科診療 1991 ; 57 : 989.
4) 出月康夫. EDITORIAL. 臨床外科 1991 ; 46 : 917.
5) Vanderschueren RGJRA. The role of thoracoscopy in the evaluation and management of pneumothorax. Lung 1990 ; 168 : 1122.
6) Coltharp WH, Arnold JH, Alford WC, et al. Videothoracoscopy : Improved technique and expande indications. Ann Thorac Surg 1992 ; 53 : 776.
7) Torre M, Belloni P. Nd:YAG Laser pleurodesis through thoracoscopy : New curative therapy in spontaneous pneumothorax. Ann Thorac Surg 1989 ; 47 : 887.
8) Wakabayashi A. Expanded application of diagnostic and therapeutic thoracoscopy. J Thorac Cardiovasc Surg

1991 ; 102 : 721.
9) 武野良仁. 胸腔鏡下の自然気胸の治療. 臨床外科 1991 ; 46 : 925.
10) 人見滋樹. 胸腔鏡の有用性について. 日胸 1987 ; 46 : 89.
11) 村松 高, 大畑正昭. 胸腔鏡下手術—Thoracoscopic Surgery—. 東京：克誠堂出版, 1992 : 1.
12) 若林明夫. 胸腔鏡下の自然気胸の治療—適応と手技. 臨外 1991 ; 46 : 919.
13) Jimenez Merchan R, Garcia Diaz F, Arenas Linares, et al. Comparative retrospective study of surgical treatment of spontaneous pneumothorax Thoracotomy vs thoracoscopy. Surg Endosc 1997 ; 11 : 919.
14) 松添大介, 岩崎昭憲, 岡林 寛ほか. 自然気胸に対する胸腔鏡下手術後の合併症の検討. 日胸外会誌 1997 ; 45 : 945.
15) 長田博昭. 原発性自然気胸に対する胸腔鏡下手術—とくに術後合併症について—. 日胸 1996 ; 55 : 341.
16) Bertrand PC, Regnard JF. Immediate and long-term results after surgical treatment of primary spontaneous peumothorax by VATS. Ann Thorac Surg 1996 ; 61 : 1641.
17) 馬場雅行, 山口 豊, 野本靖史ほか. 肺部分切除におけるレーザーの有効性. 胸部外科 1991 ; 45 : 45.
18) 林 孝二, 毛利昌史, 小松彦太郎ほか. ブラ・ブレブのレーザー治療. 胸部外科 1991 ; 45 : 65.
19) 松島伸治, 井出道也, 家所良夫ほか. 自然気胸へのNd:YAGレーザーによる胸腔鏡下外科治療の臨床的検討. 日呼外会誌 1992 ; 6 : 580.
20) 村松 高, 大畑正昭, 大森一光ほか. 自然気胸に対する胸腔鏡下肺部分切除術. 臨外 1992 ; 8 : 363.

〔村松 高〕

2）開胸手術

1. 開胸アプローチ

開胸アプローチには，①腋窩開胸（縦切開，横切開），②腋窩前方開胸，③後側方開胸，④胸骨縦切開両側同時開胸，⑤胸骨横切開両側同時開胸がある。腋窩開胸は肋骨に弾力のある20歳代までの比較的若年者に用いることが多く，腋窩前方開胸は腋窩開胸で手術を開始した後，何らかの理由で創を延長する必要が生じた際に行う。後側方開胸は30歳以上や大きな開胸創が必要と考えられる症例で行う。胸骨縦・横切開両側同時開胸は両側を一期的に手術する際に行われるが，最近は胸腔鏡下手術の普及により，両側を片側ずつ胸腔鏡下に手術することが多く，胸骨縦・横切開両側同時開胸を行うことは少ない。

a. 腋窩開胸

本法の利点は，①胸筋群を切離しないために術後の肩甲部の機能障害が少ない，②出血量が少ない，③創が目立たず美容的効果が大きい，などが挙げられる。欠点は手術野が比較的制限されるので，肺尖部の癒着や肺底部の処理には不十分な場合があることである。しかし，この場合には，皮膚切開を前方乳房下に延長して腋窩前方切開に移行することもできる。

患者の体位は半側臥位とし，患側上肢を90°前側方に挙上し肘を曲げて手台に固定する。体位をとる際には関節を自然な位置関係に保ち，また，圧迫による神経障害や血行障害の発生に注意して固定することが肝要である。

皮膚切開は腋窩有毛部直下に横に約10cmの切開を加える方法（横切開）と，有毛部やや背側より大胸筋と広背筋のほぼ中間部に縦に加える方法（縦切開）がある。術後の創瘢痕の点では縦切開の方が横切開よりも広い傾向にあり，横切開が優れているが，術中に創を延長して腋窩前方切開に移行するには縦切開が良い（図1）。

皮膚切開に続く皮下の手術操作は縦切開，横切開ともに同様である。腋窩部の脂肪組織を鈍的に開排して前鋸筋に達し，開胸予定の肋骨の高さで筋の走行方向に前鋸筋を鋭的，鈍的に切離して肋骨を露出する。この際に肩甲骨を深い扁平鉤で後方に開排し，十分に後方肋骨を露出することによって開胸創を拡大することが可能である。操作にあたって，胸背動静脈や胸背神経，長胸神経などを損傷しないよう注意が必要である[1]。

肺尖部の囊胞を処理するためには，通常，第4肋骨床で開胸する。ただし，肋骨床での開胸は肋骨骨膜を剥離することで発育途上の肋骨の萎縮が起こりうるために，20歳以下の若年者には肋間開胸を行う。肋間開胸の場合には第3肋間で開胸するが，開胸の高さは手術操作の内容を考慮して決定することは当然である。肋骨床開胸の場合は電気メスで肋骨上縁の骨膜を切離し，強弯エレバトリウム（骨膜起子）で後方から前方へ一気に骨膜を剥離する。肋間開胸の場合には，肋間筋を内胸筋膜の上まで電気メスで切離する。その後，臓側胸膜と壁側胸膜との間に癒着のないことを確認してから壁側胸膜を切開し，開胸する。開胸器を

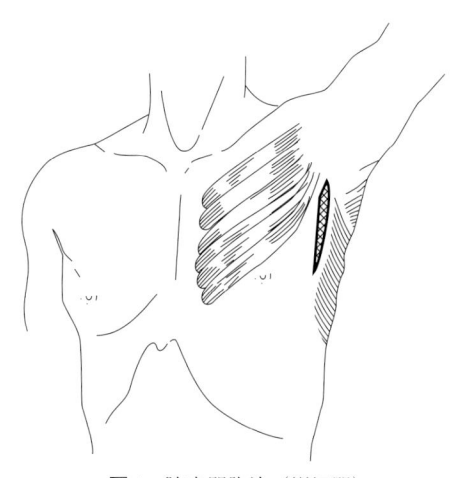

図1 腋窩開胸法（縦切開）

直角に2つかけて徐々に開いていくことにより十分な手術野を得ることができる．なお，部分的胸膜切除を行う予定の場合は，切除すべき壁側胸膜を開胸直前に肋骨，肋間筋から剥離しておくと胸膜切除が容易となる．

本法の閉胸は太い吸収性縫合糸を開胸創の上下の肋骨に3ないし4本かけ，肋骨を正常位置に引き寄せて縫合閉鎖する．この時，肋骨床開胸の場合は縫合糸を肋骨上縁を外から内へ，ついで肋骨下縁を内から外へ，最後に肋間筋下縁を内から外への順に運針して結紮すると，肋間筋が開胸部を覆う形となり，よりair tightとなる．ついで，前鋸筋切離部を縫合し，皮下組織，皮膚を順次縫合閉鎖するが，腋窩部は上肢の挙上運動のために十分な可動性が必要であるので，腋窩切開における軟部組織の縫合は皮下組織がその下部組織に固定されないように注意すべきである．

なお，小さい皮膚切開下に腋窩開胸に準じた方法で開胸し，嚢胞を創外に脱転して切除することも可能である[2)〜4)]．この方法は"minor thoracotomy"，"mini thoracotomy"，あるいは"limited thoracotomy"などと呼称されるが，胸腔鏡下手術が導入された後は，ほとんど行われない．

b．腋窩前方開胸

1964年Bikfalviによって確立された開胸法で，腋窩切開を前方に延長したものであるから，腋窩開胸の利点を生かしながら手術野が狭いという欠点を解決できる．本法による手術野で胸腔内のほとんどすべての手術操作が可能である．

手技は腋窩開胸法とほぼ同じ体位で固定し，腋窩有毛部より大胸筋外縁に沿って乳房外側より乳房下までの皮膚切開を加える．皮下組織を剥離して開胸予定肋骨を確認後，その肋骨面にある前鋸筋を鋭的に電気メスで切離し，肋間または肋骨床で開胸する．扁平鈎で肩甲骨を後方に開排し，十分後方から開胸することは腋窩開胸と同様であるが，必要に応じて胸椎付近で肋骨を離断すれば，

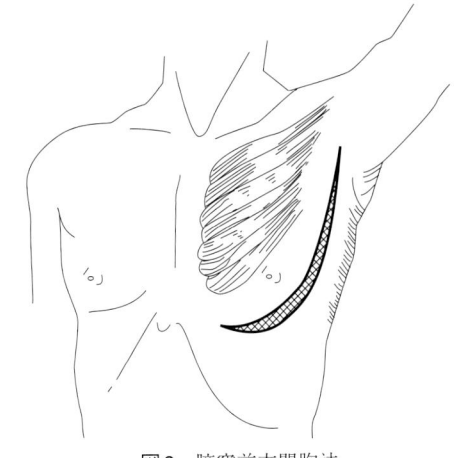

図2　腋窩前方開胸法

容易に大きな手術野が得られる（図2）．

閉胸は腋窩開胸とまったく同様に行う．

c．後側方開胸

後側方開胸は最も応用の広い標準的な開胸術式であるので，当科の方法を詳しく記載する．

術野の消毒は広範囲に行い，背側は胸椎棘突起，腹側は乳輪，頭側は肩峰，尾側は横隔膜付近までが露出するように四角布をかける．皮膚切開は胸椎棘突起と肩甲骨内側縁の中央を通り，肩甲骨下角2横指尾側を経て乳房にかからない滑らかな曲線で行う．皮下組織を電気メスで切離し，広背筋，僧帽筋などの解剖学的位置を明らかとして聴診三角部を確認する．

ついで，聴診三角部を切開して広背筋の辺縁からこれを電気メスで切離し，必要があれば前鋸筋も切離する．前鋸筋の背側は脂肪に富む結合組織に連なるが，これは肩甲骨の滑らかな運動に必要なので，鋭的に切開して再建できるようにしておく．骨性胸郭外側の粗性結合組織を鋭的に剥離した後，ここに肩甲骨挙上鈎を入れて骨性胸郭を露出し，触診により開胸するべき肋骨の位置を決定する．この際，触診される最も頭側の肋骨がⅡ肋骨である．予定肋骨の上縁の骨膜を電気メスで切離し，脊柱起立筋群を微弯ラスパトリウム（骨膜剥離子）で肋骨から剥離した後，肋骨上縁の骨膜を強弯エレバトリウム（骨膜起子）を用いて剥離

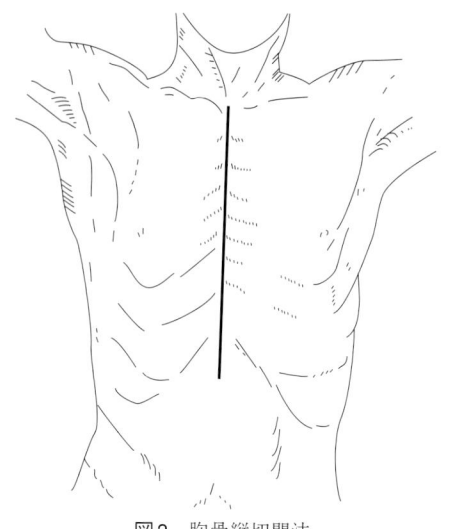

図3 胸骨縦切開法

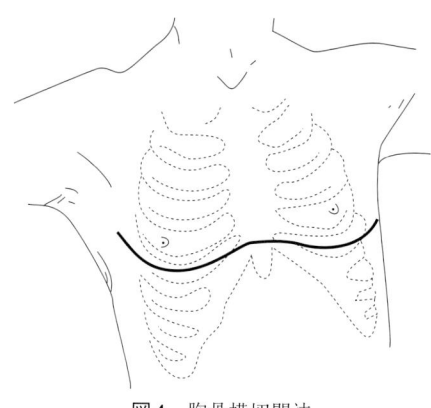

図4 胸骨横切開法

する。この時，強弯エレバトリウムを垂直に立てて背側から腹側にスライドさせるが，十分に開胸するには，腹側は胸骨付近に至るまで肋骨上縁を剥離する必要がある。肋骨の背側（胸椎側）はエレバトリウムで肋間神経，動静脈を肋骨から遊離し，その隙間からドワイアン氏骨膜剥離子を用いて胸椎横突起付近まで肋骨を剥離して肋骨剪刀で切離する。胸壁直下の脂肪織を剥離すると，薄く，肺を透見しうる壁側胸膜が現れる。臓側胸膜と壁側胸膜の癒着のないことを確認して円双刀で胸膜を切開し，ここより胸腔内を視診，触診しながらクーパー剪刀で大きく胸膜を開く。最後に開胸器をかけて開胸を終了する。肋骨離断部位付近は出血するので，止血を十分に確認してガーゼタンポンしておくと良い。

閉胸は腋窩開胸と同様に行い，切離した筋や結合織を順次縫合閉鎖する。

d．両側開胸法

前述のように，胸腔鏡下手術の登場により両側気胸，特に同時性両側気胸に対して両側を一期的に手術する場合もそれぞれを胸腔鏡下に行うことが多く，胸骨縦切開または横切開による両側一期的手術は少なくなっている。しかし，巨大肺囊胞を有する症例などで胸腔鏡下手術のみでは切除困難と考えられる症例に対しては，現在も有用な方法であるので簡潔に記載する。

なお，同時性両側手術を左右別々に後側方切開で行う方法もあるが，呼吸筋の破壊がない，術後の疼痛が少ない，体位変換に伴う煩雑さがない，術中に同時に両側を観察できるなどの点で筆者らは胸骨縦切開を用いている。

1）胸骨縦切開両側同時開胸

体位は頸部を伸展した仰臥位とする。皮膚切開は胸骨上窩から胸骨剣状突起下部までの正中切開を加え，さらに，電気メスで胸骨中央の骨膜および連続する腹直筋前鞘までを切開する（図3）。ついで，胸骨上窩と胸骨剣状突起下端から胸骨後面を剥離するが，必ずしも胸骨の全長にわたって行う必要はない。胸骨鋸を用いて胸骨を縦割りし，骨膜からの出血は電気メスで，骨髄からの出血は骨蠟で止血する。胸骨背面の胸膜を剥離しておくと，手術終了時に胸膜を縫合閉鎖しやすい。

閉胸は5～6本の胸骨用縫合糸やステンレス・ワイヤーを胸骨にかけて縫合するが，最近はワイヤーは使用していない。

2）胸骨横切開両側同時開胸

皮膚切開は乳房を避けて両側乳房下を弓状にめぐり前腋窩線まで切開する。皮下を剥離して皮膚を弁状に翻転固定し，大胸筋膜を皮膚切開の方向に切離した後，大胸筋，小胸筋の一部を肋骨の付着部で離断すると肋骨面が露出する。ついで，肋

間筋を所要の高さ（通常第4ないし第5肋間）で切開して肋間開胸するが，肋軟骨直下を縦走する内胸動脈を結紮切離しておく．切離予定部の胸骨背面を剥離し，線鋸などを用いて胸骨を横断する（図4）．

閉胸に際して，胸骨は胸骨用縫合糸やステンレス・ワイヤーで縫合し，肋骨は吸収糸で上下の肋骨を寄せて固定する．肋骨床開胸と異なり肋間開胸の場合，肋間筋は縫合するだけの長さが残らず，肋間の十分な気密性が得られないこともある．

2．気腫性肺囊胞に対する処置

肺の気腫性変化が一区域あるいは一葉全体を占めている場合には肺区域切除または肺葉切除を行うこともありうるが，気胸においては極めてまれである．よって，本項では気胸手術で頻用される術式を中心に述べる．

a．肺部分切除術

1個ないし数個の気腫性肺囊胞が認められる場合には囊胞を含めた肺部分切除を行う．筆者らは次のような方法で肺部分切除を行ってきたが，最近では自動縫合器を用いることが多くなっている．すなわち，気腫性肺囊胞を含めて正常肺の部分で肺組織をできるだけ少なくケーリー鉗子で把持し，鉗子の両端に縫合糸をかけて結紮する．一端の縫合糸を用いて，鉗子直下の肺中枢側を連続マットレス縫合した後に気腫性肺囊胞を切除し，鉗子を外してから他端の縫合糸と結紮する．この時，気漏を恐れるあまりに，強く結紮しすぎると連続マットレス縫合の縫合線が短縮し，肺容積を損失する結果となるので注意する．ついで，他端の縫合糸でover & over連続縫合を最初の縫合糸の位置まで進め，ここでマットレス縫合の糸と結紮するが，この縫合はマットレス縫合線よりもやや末梢で行うようにする．縫合糸はatraumatic needle付きの吸収性糸を使用する．縫合終了後，生理食塩水で気漏を検索し，縫合部に気漏を認めた場合にはU字縫合またはZ縫合を追加する．

自動縫合器を使用する場合は，肺を肺摂子で愛護的に把持し，切除線に一致して自動縫合器をかけて切除する．1回で切除できない際は，切除線の連続性に留意して順次自動縫合器で切除してゆく．ステープラの接合部などから気漏がみられた際にはZ縫合などを追加しておく．自動縫合器は種々の長さ，刃厚（ステープラの脚の長さ）の製品が市販されているが，気胸で肺末梢を部分切除する場合には，刃厚は最も薄い（短い）もので十分であり（通常3.8ないし3.85mm），厚い製品を用いると気漏が生じることがある．自動縫合器の長さは切除するべき肺の長さに応じて選択するが，切除線が自然な線となるように留意し，肺を無理に折り畳んで自動縫合器に押し込んでしまわないように注意する．

b．肺縫縮術

気腫性肺囊胞が多数集簇している場合や広範に存在する場合には，肺縫縮術のみを行うか，または，肺部分切除に縫縮術を合併して行う．

肺縫縮術は肺胸膜と肺胸膜を連続縫合や結節縫合によって寄せるが，縫合糸は前述のatraumatic needle付きの吸収性糸を使用する．

c．胸膜瘻閉鎖術

高齢者の気胸で肺の気腫性変化が著しく，気漏のみを閉鎖する場合や，癒着剥離によって肺胸膜に生じた欠損による気漏を閉鎖する場合には，壁側胸膜やテフロンプレジェット付き縫合糸，または，吸収性シートを用いて閉鎖するとよい．また，広範囲に肺胸膜を補填するために，壁側胸膜を有茎のまま剥離して縫合被覆することも有効である．

3．気胸再発防止のための処置

気胸の再発を予防するための処置には，胸膜癒着を促進させることが有効とされる．しかし，胸

膜癒着を促すべきか否かについては賛否両論がある。将来の肺癌発生時を危惧して胸膜癒着を否定する意見があるが，未来の肺癌を考慮するよりは，現在生じている気胸の治療をより完全に行うべきとの意見もある。教室における経験や歴史的経緯を踏まえて具体的な方法を以下に記す。

a. 薬物の胸腔内散布による胸膜癒着法

開胸手術時に胸腔内にタルクなどの薬剤を散布して胸膜を癒着させる方法が行われていた。教室でも1960年代の初期にタルク末の胸腔内散布を行ったが，発熱，胸痛が著しいため中止した。その後，胸腔鏡下に生体接着剤（Cyanoacrylate）を囊胞付近に噴霧する方法も報告された。胸腔鏡下手術時にフィブリン糊による軽度の線維素性癒着を期待して，ポートからフィブリン糊のスプレーを行ったが，有効性は証明されていない。

b. 壁側胸膜擦過法

乾ガーゼにより胸膜を擦過して胸膜の癒着を図り，気胸再発を予防する方法であり，Lilienthalが二期的肺葉切除の前処置として行ったのに始まる(1927)。1937年Churchillは本法による癒着は軽度で通常血管新生は伴わないと報告したが，1951年Beardsley and Pahigianは胸膜腔の閉鎖には最適な方法とし，1970年Youmansらは実験的，臨床的に本法の効果を検討して，乾ガーゼやスポンジによる胸膜擦過により適当な胸膜癒着が起こることを実証している。

c. 壁側胸膜部分切除術

第5肋骨を切除して肋骨床で内胸筋膜と壁側胸膜の間を剝離し，壁側胸膜を切除する方法は，すでに1891年Tufferによって記載されているが，反復する自然気胸の治療法として本法を応用したのはGaensler（1956）である。欧米においては壁側胸膜をほぼ完全に剝離切除する方法が行われていたが，この場合，星状神経節，迷走神経，横隔神経，ならびに右側では奇静脈，左側では大動脈に注意しなければならない。壁側胸膜切除後の肺機能はほとんど低下は見られないと報告されている（Gaensler, 1956）。しかし，1986年Clagettは，広範囲な胸膜癒着を行い，もしその後に開胸手術が必要になった場合にどのように対処するのかと強く戒めている。

このような歴史的経緯があり，教室では1970年代初めより壁側胸膜の部分切除を行っていた。しかし，胸膜部分切除による癒着のために気胸再発時は部分気胸に止まるが，気胸の再発自体は有意には減少しなかった。最近は胸腔鏡下に広範囲な胸膜切除を施行し，気胸再発を認めていないとの報告がある[5)〜8)]。

4. 気胸合併症または随伴病変に対する処置

血胸を合併する場合には出血部の完全な止血や胸腔内凝血除去を行うのは当然である。血液をそのままにしておくと，3週以上経過して，いわゆる器質化血胸となると膨張不全肺となるので，早期に十分除去する必要がある。

全気胸症例の3〜5％に肺胸膜表面にフィブリン膜が付着して，いわゆるtrapped lungとして肺の再膨張が制限される。このような場合には肺剝皮術が適応となる。

その他，横隔膜に子宮内膜症が起こる月経随伴性気胸catamenial peumothoraxに対しては横隔膜部分切除，縫合を行うが，胸腔鏡下に施行可能である。

＜参考文献＞

1) 堀内 極ほか. 気胸手術による長胸神経損傷の1治験例. 関東整形災害外会誌 1996；27：14.
2) 宮元秀昭ほか. Minor Thoracotomyによる特発性自然気胸の手術. 胸部外科 1992；45：311.
3) 森田裕人ほか. 腋窩縦小切開で手術を施行した自然気胸の症例. 胸部外科 1991；44：483.
4) Murray KD, et al. A limited axillary thoracotomy as primary treatment for recurrent spontaneous

pneumothorax. Chest 1993 ; 103 : 137.
5) Simansky DA, et al. Pleural abrasion via axillary thoracotomy in the era of video assisted thoracic surgery. Thorax 1994 ; 49 : 922.
6) Cole P, et al. Pleural abrasion : A new method of pleurodesis? Thorax 1992 ; 47 : 575.
7) Grodzki T. Parietal pleurectomy as a method of treatment recurrent pneumothorax : Long-term functional results. J Cardiovasc Surg Torino 1997 ; 38 : 425.
8) 竹内 茂ほか. 原発性自然気胸治療における壁側胸膜部分切除：特に胸腔鏡下手術での再発防止法としての意義. 日呼外会誌 1996 ; 10 : 440.
9) 船越尚哉ほか. 自然気胸に対する両側開胸手術の意義. 茨城県農村医学会雑誌 1990 ; 3 : 3.
10) 矢野 真ほか. 自然気胸の外科治療の検討. 日胸 1990 ; 49 : 283.
11) 大森一光ほか. 自然気胸の治療. 日胸 1990 ; 49 : 276.
12) 大畑正昭ほか. 胸骨横切開による両側肺手術. 日外会誌 1991 ; 92 : 862.
13) 村山史雄ほか. 乳房下横切開・胸骨縦切開到達法による若年女性両側同時自然気胸の1治験例. 胸部外科 1991 ; 44 : 328.
14) 久吉隆郎ほか. 自然気胸手術症例の検討. 川崎市医師会医学会誌 1995 ; 12 : 30.
15) 松添大助ほか. 自然気胸に対する腋窩開胸下手術と胸腔鏡下手術の比較検討. 日胸外会誌 1996 ; 44 : 144.
16) 小鹿猛郎ほか. 両側自然気胸手術症例の臨床的検討. 日呼外会誌 1996 ; 10 : 112.
17) 三浦一真ほか. 自然気胸手術—腋窩開胸と胸腔鏡—. 日呼外会誌 1996 ; 10 : 660.
18) Rennekampff HO, et al. Median sternotomy for high-risk patients with bilateral pulmonary disease : A case report. J Thorac Cardiovasc Surg 1991 ; 102 : 325.
19) Maggi G, et al. Pleural abrasion in the treatment of recurrent or persistent spontaneous peumothorax : Result of 94 consecutive cases. Int Surg 1992 ; 77 : 99.
20) Olsen PS, et al. Long-term results after tetracycline pleurodesis in spontaneous peumothorax. Ann Thorac Surg 1992 ; 53 : 1015.
21) Donahue DM, et al. Resection of pulmonary blebs and pleurodesis for spontaneous pneumothorax. Chest 1993 ; 104 : 1767.
22) Zapatero J, et al. Thoracotomy in patients over 70 years old. Monaldi Arch Chest Dis 1994 ; 49 : 298.
23) Nkere UU, et al. Surgical management of spontaneous peumothorax. Thorac Cardiovasc Surg 1994 ; 42 : 45.
24) Jordan KG, et al. Surgically treated pneumothorax : Radiologic and pathologic findings. Chest 1997 ; 111 : 280.
25) Jain SK, et al. Spontaneous pneumothorax : Determination of surgical intervention. J Cardiovasc Surg Torino 1998 ; 39 : 107.

〔長坂不二夫，北村一雄〕

Spontaneous pneumothorax

再膨張性肺水腫と治療

1. 再膨張性肺水腫の概念

　長期にわたって虚脱していた肺を急激に再膨張させると，片側または両側に肺水腫を生ずることがあり，この病態は再膨張性肺水腫（reexpansion pulmonary edema，以下RPE）と呼ばれる。1959年Carlsonら[1]が自然気胸の治療経過中に生じた肺水腫の5例をpulmonary edema following the rapid reexpansion of a totally collapsed lung due to pneumothoraxとして報告したのにはじまり，本邦では沢村ら[2]が自然気胸の胸腔内持続吸引中に発生した1例を1972年に報告している。RPEは自然気胸の治療経過中に見られることが多いが，巨大肺嚢胞切除後，胸水除去後，あるいは気管支内の異物や腫瘍の除去後など種々の状況下での発生も知られており[3]，要するに虚脱や圧迫などで十分に膨張していなかった肺が急激に再膨張する際に生じうると考えられる。その頻度は本邦例では浦野[4]の自然気胸90例中2例などの報告がある。

2. 病態生理

　RPEの成因としてはさまざまの意見が提唱されており，統一見解は得られていない。現在までのいくつかの報告を見てみると，1965年Ziskindら[5]は再膨張肺への急激な血流増大による肺胞内や間質のoverfillingが原因としたが，一方1978年山崎ら[6]は肺血流シンチグラムの結果から再膨張肺の血流低下を報告し，Ziskindらの見解を否定した。1970年Trapnellら[7]は虚脱による肺サーファクタントの消失が関与するとした。同年Humphreyら[8]は虚脱による肺の低酸素状態から肺血管の変化，透過性亢進を成因とした。対側肺における血管透過性亢進が認められることから1991年Ragozzinoら[9]はメディエータの関与を指摘した。また，1997年日野ら[10]はRPE症例の気管支肺胞洗浄液中のCA19-9が高値であったことから急性炎症による気道障害を推定した。以上をまとめると急激な胸腔内圧の変化，肺サーファクタントの消失，組織障害による血管作動性物質の放出，血管透過性の亢進などさまざまの考えが提唱されている。

3. 臨床症状と診断

　典型的なRPEは長時間放置されていた虚脱度の大きい自然気胸に対して胸腔ドレナージを施行し，陰圧をかけて一気に肺を再膨張させてしまった場合に急激な咳嗽，泡沫状喀痰，胸痛，喘鳴などをもって始まり，肺野にラ音を聴取する。重症になると呼吸困難，チアノーゼが出現し，さらに血圧低下，呼吸停止を来して死に至る。鈴木[11]による本邦報告例の検討では肺の虚脱期間3日以上，再膨張から5時間以内がRPEの発生に対して要注意としている。Waqaruddinら[12]も同様の警告をしている。胸部X線写真は肺野のスリガラス様陰影を呈するが，これを欠く症例や，あるいは急激に肺水腫の像が出現する症例があるので，

表1 再膨張性肺水腫の危険因子

1. 気胸の虚脱度が大きい
2. 気胸の虚脱期間が長い
3. 虚脱肺の急激な再膨張

RPEを疑う場合には頻回に胸部X線写真で追求するべきである。胸部CT検査も有用であり，肺野のスリガラス様陰影や浸潤影を呈する。

4. 治療

治療は酸素投与のほかステロイド剤，利尿剤あるいはエラスターゼ阻害剤（ウリナスタチン[13]）が有効である。要すればPEEPを加えた人工呼吸管理を行うが，肺水腫液の健側への流入を防ぎ，左右の肺コンプライアンスの差による換気の不均衡を是正するために左右分離換気が有用との報告もある[14]。重症例では脱水による循環血液量減少が見られるので輸液やアルブミン製剤の投与が必要となることもある。

これらの積極的な治療により，比較的速やかに胸部X線写真の改善が得られることが多いが，血液ガス所見の改善はやや遅れることもあるので注意を要する。

5. 予防

RPEは予防が最も重要である。虚脱度が大きく虚脱期間が長い自然気胸に対し，急激な肺の再膨張を行った場合にRPEが発生しやすいので，少しでも危険な症例は緩徐に肺を再膨張させる必要がある（表1）。このためには胸腔ドレナージ後にドレーンをクランプし，徐々に排気していくことが肝要である。特に，ドレナージ後に激しく咳嗽する症例は咳嗽時に肺の急激な再膨張を招くのでドレーンをクランプした方が安全である[15]。最近は過剰な陰圧を解除するチャンバーを備えた胸腔ドレナージ・システムが市販されており，有効である。

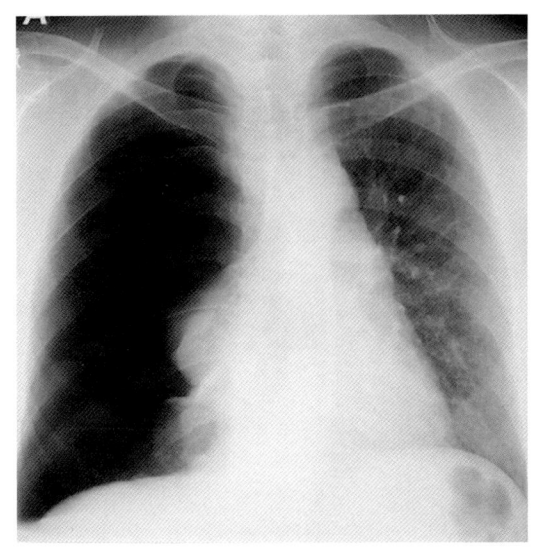

図1 胸部X線写真：入院時

6. 典型的な再膨張性肺水腫の1例

症例：40歳，男性
主訴：咳嗽，胸痛
現病歴：1998年5月13日，主訴が出現したが自制可能のため放置していた。同月26日，検診時胸部X線写真で右肺の完全虚脱を指摘されて当院に入院した（図1）。

入院時所見：右肺呼吸音を聴取せず，血液ガスは表2に示す通りであり，胸腔内圧は呼気時＋8cmH$_2$O～吸気時＋1cmH$_2$Oであった。

入院経過：1998年5月26日胸腔ドレナージを施行したが，経過より再膨張性肺水腫の発生が危惧されたので，同日は500mlの排気に止めドレーンを遮断した。翌27日午前11時30分ドレーンを開放したところ，午後2時頃より咳嗽が強くなり，呼吸苦を訴え冷汗も著明となった。チアノーゼも出現し右肺野に湿性ラ音を聴取した。血液ガスも悪化し（表2），胸部X線写真は右肺野にびまん性の浸潤影を示し，再膨張性肺水腫と診断した（図2）。

治療：収縮期血圧70mmHg，脈拍170回/分と全身状態が悪化したので気管内挿管して人工呼吸器

表2　血液ガス成績

	入院時	RPE発症時
pH	7.451	7.398
$PaCO_2$	28.8mmHg	34.3mmHg
PaO_2	78.8mmHg	45.9mmHg
SaO_2	96.3%	81.5%

管理を行い，ステロイド剤，カテコラミン，アルブミン製剤を投与した．気管チューブからは泡沫状の喀痰があふれ，気管支鏡を用いて吸引した．これらの処置により徐々に軽快し，5月29日には人工呼吸器から離脱できた．その後，6月6日胸腔ドレーンを抜去し，同月9日に軽快退院した．本例では胸腔ドレナージ後の著明な咳嗽がRPE発生の引き金となったものと思われる．

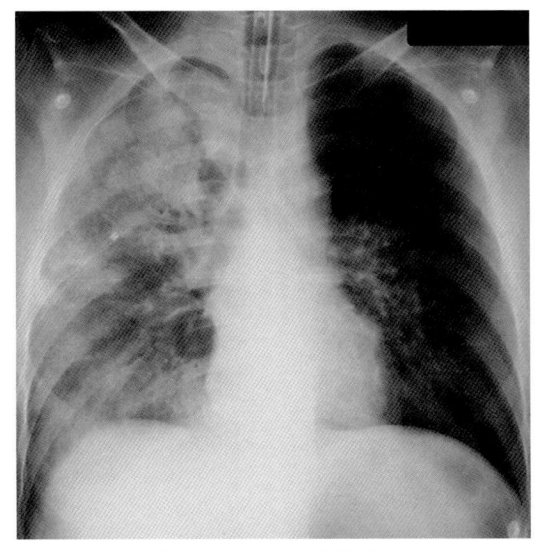

図2　胸部X線写真：再膨張性肺水腫

<参考文献>

1) Carlson RI, Classen KL, Gollan F. Pulmonary edema following the rapid reexpansion of a totally collapsed lung due to pneumothorax : A clinical and experimental study. Surg Forum 1959 ; 9 : 367.
2) 沢村献児, 井内敬二, 小坂井嘉夫ほか. 自然気胸の胸腔内持続吸引療法中に起こった一側性急性肺水腫の1例. 日胸 1972 ; 31 : 937.
3) 澤藤　誠, 河野光知, 小林紘一. 再膨張性肺水腫. 呼吸 1998 ; 17 : 740.
4) 浦野哲哉. 気胸後再膨張にともなう肺微小血管透過性と肺血管外水分量の変化に関する検討. 慶応医学 1992 ; 69 : 181.
5) Ziskind MM, Weil H, George RA. Acute pulmonary edema following the treatment of spontaneous pneumothorax with excessive negative intrapleural pressure. Am Rev Respir Dis 1965 ; 92 : 632.
6) 山崎史郎, 小川純一, 小出司郎策ほか. 自然気胸患者における急速肺膨張による肺水腫について. 呼吸と循環 1978 ; 26 : 421.
7) Trapnell DH, Thurston JGB. Unilateral pulmonary edema after pleural aspiration. Lancet 1970 ; 27 : 1367.
8) Humphrey RL, Berne AS. Rapid reexpansion of pneumothorax : A case of unilateral pulmonary edema. Radiol 1970 ; 96 : 509.
9) Ragozzino MW, Greene R. Bilateral reexpansion pulmonary edema following unilateral pleurocentesis. Chest 1991 ; 99 : 506.
10) 日野光紀, 小林国彦, 阿部信二ほか. 気管支肺胞洗浄液中のCA19-9が高値を呈した両側性再膨張性肺水腫の1例. 気管支学 1997 ; 19 : 540.
11) 鈴木　忠. 再膨張性肺水腫. 救急医学 1993 ; 17 : 1447.
12) Waqaruddin M, Bernstein A. Reexpansion pulmonary edema. Thorax 1975 ; 30 : 54.
13) 小野俊文, 斎藤幸人, 梅本真三夫ほか. 自然血気胸術直後に再膨張性肺水腫を発症した1例. 胸部外科 1997 ; 50 : 796.
14) 世良昭彦, 村田謙二, 田中裕之ほか. 分離肺換気により救命しえた再膨張性肺水腫の1例. 日臨麻会誌 1992 ; 12 : 107.
15) 長谷川英之, 坂本　洋, 大河内明子ほか. 自然気胸の胸腔ドレナージ法に関する研究. 日胸 1990 ; 46 : 174.

（長坂不二夫）

自然気胸の再発

Spontaneous pneumothorax

3

1989年以降の自然気胸の論文から，術後再発を含んだ自然気胸の再発率を集計した。集計した再発率を治療法別に分け，保存的治療法の再発率，手術療法（開胸術後，胸腔鏡下手術後，壁側胸膜の処置の有無による）の再発率の順に以下に記載する。

1. 保存的治療法の再発率

安静，経過観察，穿刺脱気，胸腔ドレナージ，および胸膜癒着療法後の再発率を表1にまとめた。安静，経過観察および穿刺脱気の再発率は14～55.6%[1)～3)]，胸腔ドレナージでは29～44.2%[1)～5)]が報告されている。タルクによる胸膜癒着療法の再発率は5.6%[6)]，8%[4)]が報告され，テト

表1　保存的治療の再発率

報告者	報告年次	症例数（再発例数）	再発率	治療法	出典
Almindら	1989	29	8.0%	Ptalc	4
		33	13.0%	TCP	
		34	36.0%	D	
Lightら	1990	104	25.0%	TCP	5
		108	40.7%	D	
Krasnikら	1993	86	0.0%	SU	7
		318	8.0%	TCP	
Alfagemeら	1994	28 (10)	36.0%	Ob	2
		51 (18)	35.0%	D	
		66 (6)	9.0%	TCP	
		26 (0)	0.0%	SU	
Milanezら	1994	18	5.6%	Ptalc	6
Andrivetら*	1995	35	30.0%	INA	1
		33	14.0%	DNA	
		28	29.0%	D	
小間ら	1995	18 (10)	55.6%	Ob/NA	3
		43 (19)	44.2%	D	

D: thoracic drainage, DNA: delayed needle aspiration, INA: immediate needle aspiration, NA: needle aspiration, Ob: observation, Ptalc: talcum pleurodesis, SU: surgery, TCP: tetracycline pleurodesis.
*: 治療後3カ月の再発率

表2 開胸手術の再発率

報告者	報告年次	症例数（再発例数）	再発率	治療法 肺側	治療法 壁側胸膜側	出典
栗原ら	1993	20 (0)	0.0%	A	ND	8
		30 (1)	3.3%	M	ND	
Yamaguchiら	1993	81 (3)	3.7%	B	ND	9
大森ら	1995	135	3.0%	ND	ND	10
Coleら	1995	43 (1)	3.0%	ND	MPA	11
長田	1996	353	0.6%	H	PP	12
松添ら	1996	204	2.9%	ND	ND	13
菊池ら	1996	185 (5)	2.7%	ND	ND	14
Kornerら	1996	120	5.0%	W	NO	15
三浦ら	1996	56 (0)	0.0%	S	ND	16
渡辺ら	1998	10 (0)	0.0%	ND	ND	17

A：腋窩開胸による肺部分切除，B：bullectomy，H：手縫いによる肺部分切除，M：ミニ開胸による肺部分切除，MPA：mechanical（gauze）pleural abration，ND：not documented，NO：no pleurodesis，PP：partial parietal pleurectomy，S：自動縫合器による肺部分切除，W：wedge resection.

ラサイクリンによる胸膜癒着療法の再発率は8～25%[2)4)5)7)]が報告されている。

2. 手術療法の再発率

a. 開胸術後再発率

開胸術後再発率を表2にまとめた。開胸術後再発率は0～5%が報告され[8)～17)]，その再発率は5%以下で低率である。

b. 胸腔鏡下手術後再発率

胸腔鏡下手術では，自動縫合器（endo-stapler）を用いたブラ切除・肺部分切除のほかに電気凝固，レーザー焼灼，クリッピング，ルーピングと種々の術式が報告されていた。そのため本稿では便宜上，ブラを切除する術式の再発率とそれ以外の術式の再発率とに分けて記載した。胸腔鏡下ブラ切除・肺部分切除後の再発率を表3に，電気凝固，レーザー焼灼，クリッピング，ルーピング後の再発率，およびブラに対する術式について明確な記載のない報告の再発率を表4にまとめた。

胸腔鏡下ブラ切除・肺部分切除術後の再発率は0～17.6%が報告されている[3)9)～12)14)16)18)～31)]。このうち半数以上の報告者が5%を越える再発率を報告していた。開胸術後では，再発率が5%を越える報告はみつからなかったが，胸腔鏡下ブラ切除・肺部分切除後では，再発率が5%を越える報告が多く見られた。

胸腔鏡下のブラ電気凝固の再発率は0%[32)]，13.8%[18)]，レーザー焼灼では1.3%[18)]，7.1%[33)]が報告されている。クリッピングでは22.2%[18)]，33.3%[9)]と高い再発率が報告されている。ルーピング後の再発率は0%[18)22)34)35)]，6.5%[28)]，11.5%[21)]が報告されている。

c. 壁側胸膜の処置の有無による再発率

壁側胸膜の処置の有無による再発率を表5にまとめた。壁側胸膜擦過や壁側胸膜部分切除などの壁側胸膜側の処置を行わずに肺側だけの処置を行った胸腔鏡下手術の報告では，その再発率は0～17%で，10%前後の報告が多く見られた[14)15)19)21)27)34)36)]。

肺側処置に壁側胸膜処置を加えた胸腔鏡下手術の報告では再発率は0～10%で，再発率が10%を越えた報告は見られなかった[3)11)12)19)～24)33)35)36)]。壁側胸膜の処置を追加した方が再発率は低い傾向

表3 胸腔鏡下手術の再発率（I）

報告者	報告年次	症例数（再発例数）	再発率	治療法 肺側処置	治療法 壁側胸膜側	出典
Takeno	1993	0/8	0.0%	S	ND	18
明石ら	1993	17 (3)	17.6%	H/S/L	NO	19
		33 (0)	0.0%	S/L	P+CP	
Yamaguchiら	1993	37 (1)	2.7%	SS	ND	9
Hazeliggら	1993	0/26	0.0%	S	MPA/P	20
Inderbitziら	1994	14 (1)	7.1%	S	NO	21
		18 (1)	5.6%	L/S	P	
Liu HP	1995	37 (0)	0.0%	S	MPA	22
Cole FHら	1995	30 (3)	10.0%	S	MPA	11
小間ら	1995	51 (0)	0.0%	S/ALN	P+CP	3
Paikら	1995	156 (10)	6.4%	S	MPA/CP	23
Kimら	1995	155 (13)	8.4%	S	MPA+CP	24
大森ら	1995	101	9.9%	S/F	ND	10
八坂ら	1996	63 (5)	7.6%	S	ND	25
竹内ら	1996	40 (1)	2.5%	S	PP	26
浅岡	1996	43 (4)	9.3%	S/ALN	NO	27
三浦ら	1996	58 (5)	8.6%	S	ND	16
長田	1996	63 (4)	6.3%	S	PP	12
林田ら	1996	37 (4)	10.9%	S	ND	28
		36 (0)	0.0%	S+L	ND	
菊池ら	1996	48	12.5%	S+ALC	NO	14
梅本ら	1997	54	14.8%	S	ND	29
松添ら	1997	122	11.5%	R	ND	30
井上ら	1997	56 (3)	4.8%	L/S	ND	31

ALC : CO_2 laser ablation, ALN : Nd:YAG laser ablation, CP : chemical pleurodesis, F : fibrin glue 塗布, H : 手縫いによる肺部分切除, L : loop ligation/looping, MPA : mechanical pleural abration, ND : not documented, NO : no pleurodesis, P : pleurectomy, PP : partial parietal pleurectomy, S : bullectomy/partial resection of lung by endo-stapler, SS : thoracoscopic stapled bullectomy supported by suturing.

が見られた。

まとめ

気胸の再発に関しては，従来から穿刺脱気では25〜68％の高率の再発が報告されており，チューブドレナージでは胸膜癒着剤注入例を含めて10〜40％の術後再発が報告されている[37]。開胸術後の再発率は，欧米では0〜0.4％と低率なのに対し，本邦報告例では0〜4％が見られる[37]。保存的治療に比べ開胸術後再発率は極めて低率で，開胸術は最も確実な自然気胸の治療法と認識されてきた。

最近約10年間に報告された論文の集計でも，安静，経過観察，穿刺脱気，胸腔ドレナージ後の再発率は14〜55％と高い再発率が報告され，従来の報告と同様であった。

しかし，手術療法では，胸腔鏡下ブラ切除・肺部分切除術後再発率は5％を越える報告が多く，10％を越える報告も見られた。開胸術後再発率が5％以下であることから，開胸手術に比べ胸腔鏡下手術は再発率が高い傾向が見られる。

日本大学第二外科における自然気胸909手術例の検討でも，開胸手術755例の術後再発率は3.3％であるのに対し胸腔鏡下手術164例の術後再発率は9.1％で，胸腔鏡手術後の再発率が高い[38]。

表4 胸腔鏡下手術の再発率 (II)

報告者	報告年次	症例数 (再発例数)	再発率	治療法 肺側処置	治療法 壁側胸膜側	出典
Wakabayashiら	1989	9 (0)	0.0%	AE	NO	32
Torreら	1989	14 (1)	7.1%	ALN	PL	33
Takeno	1993	1,570 (217)	13.8%	AAE	ND	18
		75 (1)	1.3%	ALN	ND	
		9 (2)	22.2%	C	ND	
		39 (0)	0.0%	L	ND	
Yamaguchiら	1993	9 (3)	33.3%	C	ND	9
Inderbitziら	1994	26 (3)	11.5%	L	NO	21
		16 (1)	6.4%	-	P	
栗原ら	1994	40 (0)	0.0%	L	NO	34
Liu HPら	1995	32 (0)	0.0%	L	Ptalc	22
林田ら	1996	46 (3)	6.5%	L	ND	28
Liuら	1997	217 (0)	0.0%	L	MPA	35
Hurtgenら*	1996	1,365	6.5%	ND		36
			0.0%	ND	Ptalc	
			2.7%	ND	Pcoag	
			4.4%	ND	P	
			7.9%	ND	Pabr	
			16.4%	ND	Pf	
			10.2%	ND	NO	
松添ら	1996	80	5.0%	ND	ND	13
渡辺ら	1998	27 (4)	14.8%	ND	ND	17

AAE : adhesive agent or electrocoagulation, AE : thoracoscopic ablation:electrocautery, ALN : Nd:YAG laser ablation, C : bulla clipping, L : loop ligation/looping, ND : not documented, NO : no pleurodesis, P : pleurectomy, Pabr : abration of the pleura parietalis, Pcoag : coagulation of the pleura parietalis, Pf : fibrin glue, PL : Nd:YAG laser pleurodesis, Ptalc : talcum pleurodesis.
* : 集計

胸腔鏡下手術後再発率が高い原因について大畑[39]は，内視鏡画像の死角の存在，分離肺換気による肺虚脱，自動縫合器の関与，明らかな囊胞の遺残などを再発に関与する因子として指摘している。さらに，術前画像上気腫性肺囊胞を認めない症例，多発性囊胞例，気漏が認められるが胸腔鏡で確認できない症例，再発例などは胸腔鏡手術の非適応例であると主張している。

気胸の病態，すなわち年齢，性別，初発例，再発例，術後再発例，片側気胸，両側気胸，合併疾患の有無，画像上気腫性肺囊胞の有無，肺囊胞の多寡，肺囊胞の局在部位，肺囊胞の形態，気漏の有無などの病態に応じた適切な治療法を選択することの重要性を特に強調したい。

＜参考文献＞

1) Andrivet P, Djedaini K, Teboul JL, et al. Spontaneous pneumothorax comparison of thoracic drainage vs immediate or delayed needle aspiration. Chest 1995 ; 108 : 335.

2) Alfageme I, Moreno L, Huertas C, et al. Spontaneous pneumothorax long-term results with tetracycline pleurodesis. Chest 1994 ; 106 : 347.

3) 小間　勝，明石章則，大橋秀一ほか. 初発自然気胸症例に対する胸腔鏡下外科治療の検討. 日呼外会誌 1995 ; 9 : 808.

4) Almind M, Lange P, Viscum K. Spontaneous pneumothorax : Comparison of simple drainage, talc pleurodesis, and tetracycline pleurodesis. Thorax 1989 ; 44 : 627.

5) Light RW, O'Hara VS, Moritz TE, et al. Intrapleural tetracycline for the prevention of recurrent spontaneous

表5 壁側胸膜の処置の有無による再発率

報告者	報告年次	症例数（再発例数）	再発率	治療法 壁側胸膜側	治療法 肺側	開胸/胸腔鏡	出典
明石ら	1993	17 (3)	17.6%	NO	H/S/L	VATS	19
		33 (0)	0.0%	P + CP	S/L	VATS	
Inderbitziら	1994	26 (3)	11.5%	NO	L	VATS	21
		14 (1)	7.1%	NO	S	VATS	
		18 (1)	5.6%	P	L/S	VATS	
		16 (1)	6.4%	P	-	VATS	
栗原ら	1994	40 (0)	0.0%	NO	L	VATS	34
Kornerら	1996	120	5.0%	NO	W	T	15
浅岡	1996	43 (4)	9.3%	NO	S/ALN	VATS	27
菊池ら	1996	48	12.5%	NO	S + ALC	VATS	14
Coleら	1995	43 (1)	3.0%	MPA	ND	T	11
		30 (3)	10.0%	MPA	S	VATS	
長田	1996	353	0.6%	PP	H	T	12
		63 (4)	6.3%	PP	S	VATS	
Torreら	1989	14 (1)	7.1%	PL	ALN	VATS	33
Hazelriggら	1993	26 (0)	0.0%	MPA/P	S	VATS	20
Liuら	1995	32 (0)	0.0%	Ptalc	L	VATS	22
		37 (0)	0.0%	MPA	S	VATS	
小間ら	1995	51 (0)	0.0%	P + CP	S/ALN	VATS	3
Paikら	1995	156 (10)	6.4%	MPA/CP	S	VATS	23
Kimら	1995	155 (13)	8.4%	MPA + CP	S	VATS	24
Liuら	1997	217 (0)	0.0%	MPA	L	VATS	35
Hurtgenら*	1996	1,365	6.5%		ND	VATS	36
			0.0%	Ptalc	ND	VATS	
			2.7%	Pcoag	ND	VATS	
			4.4%	P	ND	VATS	
			7.9%	Pabr	ND	VATS	
			16.4%	Pf	ND	VATS	
			10.2%	NO	ND	VATS	

ALC : CO_2 laser ablation, ALN : Nd:YAG laser ablation, CP : chemical pleurodesis, H : 手縫いによる肺部分切除, L : loop ligation/looping, MPA : mechanical pleural abration, ND : not documented, NO : no pleurodesis, P : pleurectomy, Pabr : abration of the pleura parietalis, Pcoag : coagulation of the pleura parietalis, Pf : fibrin glue, PL : Nd:YAG laser pleurodesis, PP : partial pleurectomy, Ptalc : talcum pleurodesis, T : thoracotomy, VATS : video-assisted thoracic surgery, W : wedge resection.
* : 集計

pneumothorax. JAMA 1990 ; 264 : 2224.

6) Milanez JRC, Vargas FS, Filomeno LTB, et al. Intrapleural talc for the prevention of recurrent pneumothorax. Chest 1994 ; 106 : 1162.

7) Krasnik M, Stimpel H, Halkier E. Treatment of primary spontaneous pneumothorax with intrapleural tetracycline instillation or thoracotomy : Follow-up management program. Scand J Thorac Cardiovasc Surg 1993 ; 27 : 49.

8) 栗原正利, 武野良仁. 自然気胸の肋間小切開法による開胸手術（ミニ開胸）に関する臨床的検討―手術侵襲に関する腋窩開胸との比較検討―. 日胸外会誌 1993 ; 41 : 16.

9) Yamaguchi A, Shinonaga M, Takebe S, et al. Thoracoscopic stapled bullectomy supported by suturing. Ann Thorac Surg 1993 ; 56 : 691.

10) 大森一光, 大畑正昭. 自然気胸の最近の治療法. 日胸 1995 ; 54（増）: 111.

11) Cole FH Jr, Cole FH, Khandekar A, et al. Video-assisted thoracic surgery : Primary therapy for spontaneous pneumothorax? Ann Thorac Surg 1995 ; 60 : 931.

12) 長田博昭. 特集：原発性自然気胸に対する胸腔鏡下手術―とくに術後再発について―. 原発性自然気胸に対する胸腔鏡下手術での術後気胸再発の検討. 日胸 1996 ; 55 : 341.

13) 松添大助, 白日高歩, 川原克信ほか. 自然気胸に対する腋窩開胸下手術と胸腔鏡下手術の比較検討. 日胸外会誌 1996 ; 44 : 144.

14) 菊池功次, 吉津 晃, 成毛聖夫ほか. 特集：原発性自然気胸に対する胸腔鏡下手術―とくに術後再発について―. 自然気胸に対する胸腔鏡下手術における術後合併症と術後再発. 日胸 1996 ; 55 : 347.

15) Korner H, Andersen KS, Stangeland L, et al. Surgical treatment of spontaneous pneumothorax by wedge resection without pleurodesis or pleurectomy. Eur J Cardiothorac Surg 1996 ; 10 : 656.

16) 三浦一真, 森田純二, 吉澤 潔ほか. 自然気胸手術―腋窩開胸と胸腔鏡―. 日呼外会誌 1996 ; 10 : 660.

17) 渡辺俊一, 常塚宣男, 佐藤日出夫. 自然気胸に対する胸腔鏡下手術と腋窩開胸手術の比較. 日呼外会誌 1998 ; 12 : 26.

18) Takeno Y. Thoracoscopic treatment of spontaneous pneumothorax. Ann Thorac Surg 1993 ; 56 : 688.

19) 明石章則, 大橋秀一, 余田洋右ほか. 自然気胸50例に対する胸腔鏡下外科手術の治療経験. 日呼外会誌 1993 ; 7 : 798.

20) Hazelrigg SR, Landreneau RJ, Mack M, et al. Thoracoscopic stapled resection for spontaneous pneumothorax. J Thorac Cardiovasc Surg 1993 ; 105 : 389.

21) Inderbitzi RGC, Leiser A, Furrer M, et al. Three years' experience in video-assisted thoracic surgery (VATS) for spontaneous pneumothorax. J Thorac Cardiovasc Surg 1994 ; 107 : 1410.

22) Liu HP, Lin PJ, Hsieh MJ, et al. Thoracoscopic surgery as a routine procedure for spontaneous pneumothorax results from 82 patients. Chest 1995 ; 107 : 559.

23) Paik HC, Park NS, Lee DY. The problems associated with video-assisted thoracic surgery. J Jap Assoc Chest Surg 1995 ; 9 : 758.

24) Kim KT, Lee SH, Lee IS, et al. Video-assisted thoracoscopic surgery―Korea University Experience ―. J Jap Assoc Chest Surg 1995 ; 9 : 773.

25) 八坂英道, 石田照佳, 斉藤元吉ほか. 自然気胸に対する胸腔鏡手術の特徴；開胸手術との比較. 日呼外会誌 1996 ; 10 : 95.

26) 竹内 茂, 長田博昭, 小島宏司ほか. 原発性自然気胸治療における壁側胸膜部分切除―特に胸腔鏡下手術での再発防止法としての意義―. 日呼外会誌 1996 ; 10 : 440.

27) 浅岡峰雄. 胸腔鏡手術の合併症に関する検討：自然気胸の術後再発を中心に. 日呼外会誌 1996 ; 10 : 651.

28) 林田良三, 服部隆一. 特集：原発性自然気胸に対する胸腔鏡下手術―とくに術後再発について―. 自然気胸に対する胸腔鏡下手術後再発症例の検討. 日胸 1996 ; 55 : 352.

29) 梅本真三夫, 得能正英, 斉藤幸人ほか. 自然気胸に対する胸腔鏡下手術後再発症例の検討. 日胸外会誌 1997 ; 45 : 831.

30) 松添大助, 岩崎昭憲, 岡林 寛ほか. 自然気胸に対する胸腔鏡下手術後の合併症の検討. 日胸外会誌 1997 ; 45 : 945.

31) 井上修平, 藤野昇三, 手塚則明ほか. 自然気胸に対する胸腔鏡下手術56例（63側）の検討. 日呼外会誌 1997 ; 11 : 812.

32) Wakabayashi A. Thoracoscopic ablation of blebs in the treatment of recurrent or persistent spontaneous pneumothorax. Ann Thorac Surg 1989 ; 48 : 651.

33) Torr M, Belloni P. Nd:YAG laser pleurodesis through thoracoscopy : New curative therapy in spontaneous pneumothorax. Ann Thorac Surg 1989 ; 47 : 887.

34) 栗原正利, 武野良仁. 自然気胸に対する胸腔鏡下ブラ・ルーピング術の検討―Tow puncture technique による looping 術―. 日呼外会誌 1994 ; 8 : 460.

35) Liu HP, Chang CH, Lin PJ, et al. Thoracoscopic loop ligation of parenchymal blebs and bullae:Is it effective and safe? J Thorac Cardiovasc Surg 1997 ; 113 : 50.

36) Hurtgen M, Linder A, Friedel G, et al. Video-assisted thoracoscopic pleurodesis : A survey conducted by German society for thoracic surgery. Thorac Cardiovasc Surgeon 1996 ; 44 : 199.

37) 大畑正昭. 自然気胸. 東京：克誠堂出版, 1982 : 88.

38) 村松 高, 大森一光, 北村一雄ほか. 自然気胸術後再発症例の検討. 日外会誌 1998 ; 99（増）: 465.

39) 大畑正昭. 原発性自然気胸に対する胸腔鏡下手術―とくに術後再発について―. エディトリアル. 日胸 1996 ; 55 : 339.

（西村　理）

特殊な気胸と治療

Spontaneous pneumothorax

4

1) 月経随伴性気胸

1. 月経随伴性気胸の概念

1958年Maurerら[1]は,はじめて横隔膜子宮内膜症による女性自然気胸例を報告した。その後1972年Lillingtonら[2]は月経時に反復して発症する自然気胸例を検討し,その臨床的特徴を表1のようにまとめ,月経に随伴して発症することから本症をcatamenial pneumothoraxと命名した。本邦では月経随伴性気胸と呼ばれている[3]。

2. 病因

月経随伴性気胸は,横隔膜,胸膜の異所性子宮内膜症,すなわち胸郭子宮内膜症により生じる続発性気胸である。気胸の発生機序には,月経時に卵管から腹腔に進入した空気が横隔膜の欠損孔(図1)を通じ胸腔に流入して気胸が生じる空気腹腔由来説と,肺胸膜の子宮内膜症が月経時に脱落し気胸が生じる空気胸膜由来説がある。胸郭子宮内膜症の発生機序については,遊走説,血行転移説がある。詳しくは成書[4][5]を参照されたい。

3. 診断と鑑別診断

伴場ら[6]は以下の診断基準を設定している。①月経開始3日前から5日後くらいまでの間に気胸が発症し,かつ原則として月経間期には発生せず,②2カ月に1回以上の頻度で3回以上見られれば「月経随伴性」と診断して差し支えない。③発生頻度が少ない場合には,開胸または胸腔鏡などにより横隔膜欠損孔,胸腔内子宮内膜症が証明され

表1 月経随伴性気胸の特徴

1. 右側に発症する*。
2. 月経開始とともに密接に関係して反復する。
3. 月経時以外には発症しない。
4. 発症年齢は比較的高齢である(30歳代の発症が多い)。
5. 妊娠時,排卵抑制剤服用中は発症しない。
6. 骨盤子宮内膜症が臨床病理学的に証明されることがある。
7. 胸膜または横隔膜に子宮内膜組織を認めることがある。
8. 右横隔膜に穿孔を認めることがある。
9. 開胸時肺からの気漏を確認できないことがある。
10. 手術後再発例がある(特にpleural ablationを施行しない場合)。

*:左側発症,両側発症の報告もある。

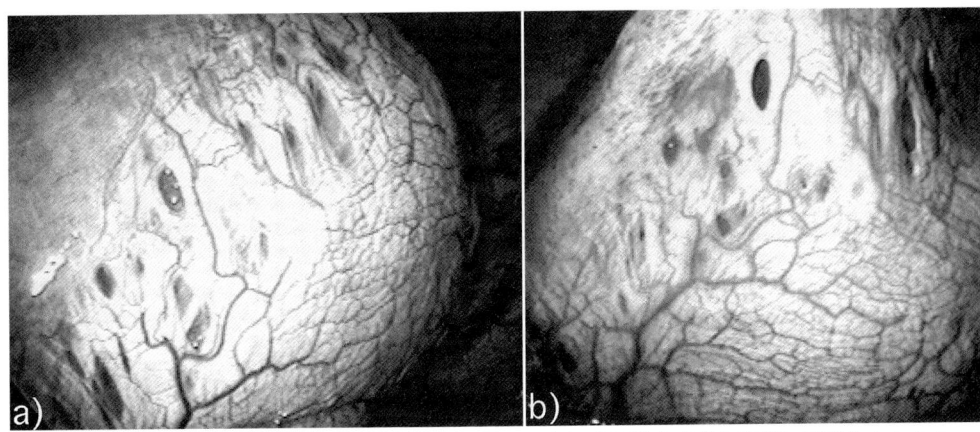

(a) 横隔膜のtendon部に多数の小孔を認めた。

(b) 横隔膜を把持し頭側に牽引したところ、小孔を通して横隔膜下に空気が入り込み肝臓が観察された。

図1　41歳、女性の胸腔鏡所見

ることが必要であるが、横隔膜欠損孔や胸腔内子宮内膜症が両者とも証明されない場合には、通常の気胸の原因であるブラ、ブレブが存在しないこと。

月経時の診断的人工気腹術が横隔膜欠損孔の証明に有効とする意見がある[7)～9)]。しかし、筆者は人工気腹術により腹腔から胸腔内への子宮内膜組織の流入と播種とが助長されるため、診断的人工気腹術は禁忌であると考えている。胸腔鏡で横隔膜病変の診断を行うべきである。

鑑別診断として挙げられる気胸は、女性に発症するびまん性過誤腫性肺脈管筋腫症による気胸、histiocytosis Xによる気胸、胸郭子宮内膜症によらないブラ、ブレブの破裂による通常の自然気胸である。

4. 治療、予後（再発）

初期治療は、通常の自然気胸と同様に虚脱度に応じて、安静、穿刺脱気、胸腔ドレナージを行う。しかし、月経随伴性気胸に対する胸腔ドレナージ後の再発率は76％と高く、胸膜癒着療法のみの再発率も高い[10)]。

a. 手術療法

再発を繰り返す患者、胸腔ドレナージ施行後気漏が持続する患者、ホルモン療法後再発患者などが手術適応となる。ブラ、ブレブなどの肺病変に対して肺部分切除術を行い、横隔膜病変に対して、横隔膜部分切除術を行う。

本症における空気流入経路には経腹腔由来と経胸膜由来の二通りがあることから、手術では横隔膜病変のみならず、ブラ、ブレブ、肺胸膜からの気漏を精査することが特に重要である。本症の肺病変として、ブレブ[11)]、ブラ[12)]、小孔[13)]、黒褐色斑点状組織[14)]が報告され、これらは開胸手術によってS4、中葉の葉間面に発見され、それぞれの切除標本に子宮内膜組織を認めていることからも、手術では、肺尖、中葉（特に葉間面）を含む全肺胸膜、壁側胸膜、および横隔膜を十分に精査し処置することが必要である。

胸腔鏡手術は横隔膜病変の観察および処置に優れているが、分離肺換気により虚脱した肺の微小病変を胸腔鏡手術では見落とす可能性があることから、筆者は胸腔鏡を併用した開胸手術（ミニ開胸、腋窩切開、後側方切開）が適していると考えている。

再発防止を目的とした壁側胸膜切除、胸膜擦過については、賛否両論がある[10)15)～17)]。松田ら[5)]

は横隔膜部分切除が再発を完全に防止する確証はないため胸膜擦過などの処置を十分に行う必要があるとしている。

婦人科手術については，骨盤子宮内膜症の症状が強く，かつ妊娠を希望しない場合には積極的に婦人科手術療法を勧める意見がある[10]。しかし，子宮両側卵管卵巣摘除により潜在的な胸郭子宮内膜症が再活性化され気胸，胸痛の再発が生じる可能性が指摘されている[17]。

b．ホルモン療法

本邦では主にエチステロン誘導体であるダナゾール（danazol），視床下部ホルモンGnRH誘導体である酢酸ブセレリンが，欧米ではこれらの他に排卵抑制剤（経口避妊薬）が本症に対するホルモン療法として投与される。

ホルモン療法中の気胸防止効果は50％[10]，75％[18]が報告されている。副作用は，ダナゾールでは血栓症，劇症肝炎，肝腫瘍の発生があり，酢酸ブセレリンでは精神障害（うつ状態），脱毛，不正出血，乳房萎縮などがある。特にダナゾールの投与に際しては肝機能障害に注意が必要で，奇形児の可能性もあるため妊娠，授乳中は禁忌である。伴場ら[10]は，ホルモン療法を3年以上継続できたのは副作用もあり9％にすぎず，ホルモン療法には限界があり，症状が軽度，手術療法が不適当な場合，手術後再発例などをホルモン療法の適応としている。その他，ホルモン療法は卵巣機能の回復に長時間を要することがあり，妊娠希望者への適応は注意が必要である[19]。

c．ホルモン療法および手術療法の再発率

Josephらによるsurgical pleurodesisとホルモン療法の再発率の検討によれば，治療開始初期ではホルモン療法と手術で再発率に有意差はない。しかし，ホルモン療法の再発率は治療後6カ月で約50％，治療後1年では60％を越えるが，手術療法の再発率は術後6カ月で10％以下，術後1年でも20％程度で，手術療法の方がホルモン療法に比べ有意に再発率が少なく，再発防止効果はsurgical pleurodesisがホルモン療法に対し優れている[17]。

おわりに

月経随伴性気胸は，子宮内膜症を基礎疾患とした続発性気胸であり，気胸に対する治療のみならず子宮内膜症に対する治療も重要である。したがって，呼吸器科医，呼吸器外科医は，婦人科医と連携をとって患者の治療にあたる必要がある。この意味において，気胸のみの手術療法は無意味であるという意見[20]は正しいと言える。谷村ら[20]はさらに診断治療を目的とした手術は不要で，確実なホルモン療法による治療が重要であると言及している。ホルモン療法のみで気胸が治り，子宮内膜症も治癒すれば，確かにホルモン療法は理想的な治療法であろう。しかし，本章で前述したようにホルモン療法には未解決の問題があり，発症している気胸に対する治療が必要であることは言うまでもない。

筆者は，今後さらなる症例の蓄積により月経随伴性気胸の自然史，病因が解明され，子宮内膜症の診断治療の進歩とあいまって，月経随伴性気胸の診断治療における諸問題が解決されていくものと推察する。

＜参考文献＞

1) Maurer ER, Schaal JA, Mendez Jr FL. Chronic recurring spontaneous pneumothorax due to endometriosis of the diaphragm. JAMA 1958 ; 168 : 2013.
2) Lillington GA, Mitchell SP, Wood GA. Catamenial pneumothorax. JAMA 1972 ; 219 : 1328.
3) 日本胸部疾患学会用語委員会．胸部疾患学用語集改訂第3版．東京：日本胸部疾患学会, 1996 : 158.
4) 大畑正昭．月経時に反覆する自然気胸．自然気胸．東京：克誠堂出版, 1982 : 68.
5) 松田美彦．月経随伴性気胸．気胸研究会編．自然気胸．東京：鳳鳴堂書店, 1986 : 267.
6) 伴場次郎, 友安 浩, 谷村繁雄ほか．月経随伴性気胸の分類と診断基準．日胸疾会誌 1983 ; 21 : 1196.

7) 石原亭介, 片上信之, 坂本広子ほか. 診断的気腹により横隔膜部分欠損の存在を知りえた月経随伴性気胸の1例. 日胸 1986 ; 45 : 423.
8) 中村雄策, 田中一穂, 加戸 靖ほか. 月経随伴性気胸の1治験例―術前人工気腹術による横隔膜穿孔の予知について―. 日胸 1986 ; 45 : 976.
9) 谷村繁雄, 高田浩次, 友安 浩ほか. 月経随伴性気胸の1例. 日胸疾会誌 1991 ; 29 : 1206.
10) 伴場次郎, 正木幹雄, 香田繁雄ほか. 月経随伴性気胸に対する治療法の検討. 日胸 1983 ; 42 : 571.
11) 鈴木 勉, 前野秀夫, 飯島福生ほか. ブレブの周囲に air leak の原因としての子宮内膜症組織を認めた月経随伴性気胸. 綜合臨床 1988 ; 37 : 197.
12) 西村 理, 進藤正二, 大畑正昭ほか. ブラ近傍の臓側胸膜に異所性子宮内膜組織を認めた女性気胸の1例. 日胸 1997 ; 56 : 86.
13) 朝倉庄志, 加藤弘文, 藤野昇三ほか. 肺瘻周囲の胸膜に子宮内膜間質様組織を認めた月経随伴性気胸の一例. 日呼外会誌 1995 ; 9 : 53.
14) 岡田克典, 半田政志, 稲葉浩久ほか. 横隔膜および肺胸膜直下に子宮内膜症を認めた月経随伴性気胸の1例. 胸部外科 1992 ; 45 : 801.
15) 北村一雄, 大畑正昭, 奈良田光男ほか. 女性の自然気胸について. 日胸 1986 ; 45 : 365.
16) 斎藤 裕, 原田 猛, 川尻文雄ほか. 月経随伴性気胸の3例. 胸部外科 1991 ; 44 : 162.
17) Joseph J, Sahn SA. Thoracic endometriosis syndrome : New observations from an analysis of 110 cases. Am J Med 1996 ; 100 : 164.
18) Shiraishi T. Catamenial pneumo-thorax : Report of a case and review of the japanese and non-japanese literature. Thorac Cardiovasc Surg 1991 ; 39 : 304.
19) 横山彰仁, 日和田邦男. XV. 胸壁, 胸郭, 横隔膜異常. 胸郭子宮内膜症. 日本臨床別冊呼吸器症候群（下巻）: 807.
20) 谷村繁雄, 友安 浩, 伴場次郎ほか. 子宮内膜症性気胸に手術は必要か？ その診断と治療方針. 日胸 1998 ; 57 : 88.

〔西村　理〕

2）Marfan症候群と自然気胸

　Marfan症候群は1896年にMarfanがクモ状指趾を報告して以来注目を集め[1]，1931年Weve[2]によってMarfan症候群と呼ばれるようになった。本症候群は，筋骨格系，眼および心血管系の異常と家系内発生の4つの特徴のうち2つ以上を含むことが必要であるといわれている[3]。

　その他，呼吸器関係の疾患として，自然気胸，気管支拡張症，肺炎，間質性肺炎，肺線維症，漏斗胸の合併が多いといわれ[4]，特に自然気胸の合併率は高く，Hallら[4]は249例中11例（4.4％）であり，男性の頻度はやや高く，7例は再発性か両側気胸で，思春期においては約30倍の発生率であると報告している。また胸膜癒着術の有無にかかわらず胸腔ドレナージ後でも再発率は高く，たとえ初回発症でも手術が良いと述べている。

　Woodら[5]は100例中11例（11％）に自然気胸の合併があり，10例が再発性であり，6例（60％）が両側性気胸であったと報告している。

　Marfan症候群は常染色体優性遺伝で，結合織代謝異常によるものと言われており，自然気胸の発生原因は胸膜下層の結合織の断裂により生ずるブレブの破裂によると考えられ，Marfan症候群においては結合織の脆弱さが自然気胸の原因と考えられる。しかしながら自験例4例（表1）の開胸例の切除検体の肉眼所見は通常の肺嚢胞と変わらず，組織学的検索でも特別な所見は得られていない。また2例の超微形態検索でも同様であった。

　本症の患者の結合織異常の指標としてmucoproteinの低値，尿中酸性ムコ多糖類の増加や尿中hydroxyprolineなどの排泄増加を指摘する報告もあるが，診断的意義は少ない。

　Marfan症候群の自然気胸は再発率が高く，たとえ初回気胸でも手術が好ましく，近年の胸腔鏡下手術の進歩により侵襲が少なく積極的に手術が良い。

　自験4例においてもすべて手術が施行されており，適応は3例は再発性気胸，1例は気漏の持続によるものであった。症例4は両側異時気胸で両側手術となった。

　Marfan症候群の患者の創傷治癒は遅延するとの報告[6]もみられるが，自験4例では特に問題なく経過し，報告例においても特別問題のある症例はなかった。

1．症 例

【症例1】20歳，女性（症例番号4）

　昭和56年1月4日突然の呼吸困難が出現して近医を受診し，左自然気胸の診断を受けた。脱気にて一時軽快したが，1月20日に再度呼吸困難が出現し，自然気胸再発の診断で紹介入院した。

表1　Marfan症候群に合併した自然気胸の自験例

症例	年齢	性別	患側	手術所見	他覚所見
1	18	男	左	S^{1+2}嚢胞切除	クモ状指趾，近視，水晶体亜脱臼，皮膚線状萎縮
2	10	女	右	S^1嚢胞切除，漏斗胸手術	クモ状指趾，漏斗胸，水晶体亜脱臼
3	15	男	左	肺尖瘢痕切除	クモ状指趾，胸郭変形，水晶体亜脱臼
4	20	女	左 右	肺尖嚢胞切除 S^1嚢胞切除，縫縮	クモ状指趾，胸郭変形，水晶体亜脱臼，近視

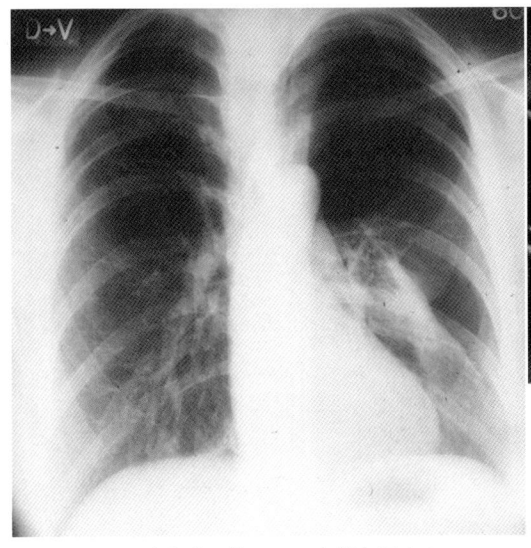

図1 左気胸で約80％の虚脱を認める。

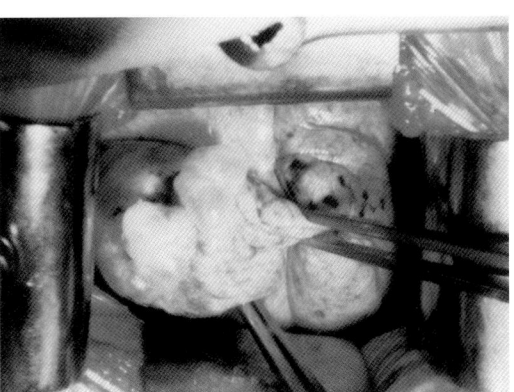

図2 開胸所見
S^{1+2}に囊胞の集族を認める。

入院時所見：身長171cm，体重57kg。長身瘦軀型クモ状指趾を認め，前胸壁の変形（胸骨右側から肋軟骨部の膨隆）が見られた。左約80％肺は虚脱で（図1）胸腔内圧は0～4cmでただちに胸腔ドレナージを施行した。眼症状として，水晶体の軽度の亜脱臼と近視が認められた。心電図は右軸偏位が見られたが，心音清であった。血液生化学的検査は正常で尿中hydroxyproleineも正常であった。

Marfan症候群を伴った自然気胸の診断で気漏の持続と再発性気胸であり，手術とした。開胸すると肺尖に母指頭大の囊胞が存在し（図2），air leakが認められた。その部分を部分切除した。

病理組織上では，通常の気腫性肺囊胞であり特別な変化は見られなかった。術後経過も問題なかったが，4年後に呼吸困難で対側発症し，開胸手術を施行した。S^1に囊胞が存在しており切除・縫縮した。通常の気胸と変わらず経過した。

【症例2】10歳，女性（症例番号2）

昭和51年2月に呼吸困難で近医で自然気胸の診断で3カ月間入院ドレナージ治療した。同年8月にも再発し，20日間入院して胸腔ドレナージを受けた。昭和52年2月に3回目の発症で紹介来院した。

入院時現症：身長149cm，体重24.5kgの長身瘦軀型，クモ状指趾を認め，胸郭は著明な漏斗胸を認めた。眼科検査で両側水晶体の亜脱臼を認め，胸部X線上（図3）で右肺の約80％の虚脱と肺尖に鶏卵大の囊胞を認めた。肺機能検査で%VC 38％，$FEV_{1.0\%}$ 82％と著明な拘束性障害を認めたが，一般検査，右心カテーテルでは異常は認めなかった。漏斗胸と気胸の手術を同時施行した。

手術所見：前胸部正中切開で腹直筋を付着させた胸骨翻転術で漏斗胸に対する手術を行い，開胸時に肺尖部の囊胞を切除した。術後は経過良好で26病日に軽快退院した。

＜参考文献＞

1) Marfan, AB. Bulletmén Soc Néd hop Paris : 835, 1896.
2) Weve H. Über Arachnodactylie (Dystrophia-amedodermalis congenita, Typus Marfan) Arch Augenh 1931 ; 104 : 1.
3) Wilner HI, Finby N. Skeletal manifestations in the Marfan syndrome. JAMA 1964 ; 187 : 490.
4) Hall JR, Pyeritz RE, Dudgeon et al. Pneumo-thorax in the Marfan syndrome : Prevalence and therapy. Ann Thorac Surg 1984 ; 37 : 500.
5) Wood JR, Bellamy D, Child AH, et al. Pulmonary

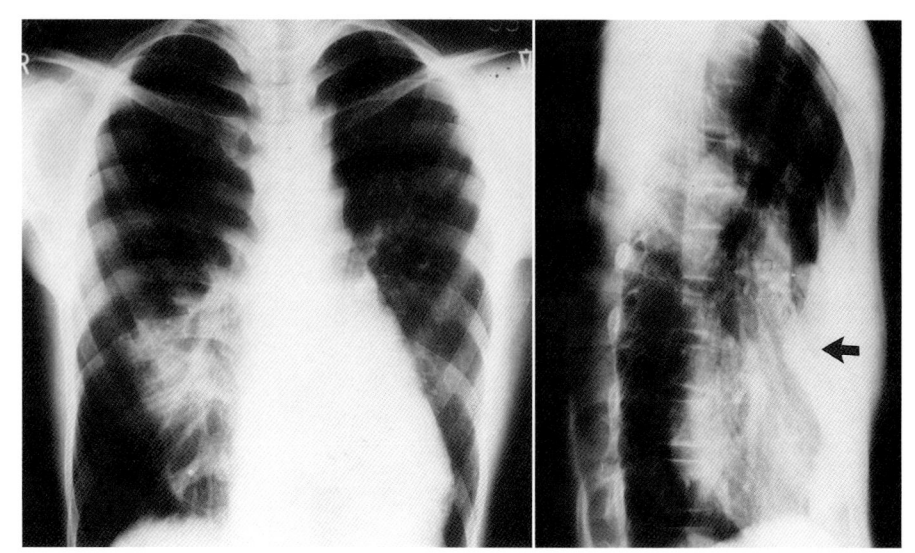

図3 症例2の胸部X線像（正面と側面）
右肺の約60％の虚脱と漏斗胸に特徴的な肋骨の急峻な下降と側面像で胸骨の陥凹（矢印）が認められる。

diseases in the patients with Marfan syndrome. Thorax 1984 ; 39 : 780.
6) 小野裕三, 飯田　守, 大畑正昭ほか. Marfan症候群を伴った自然気胸の1治験例. 日胸疾会誌 1975 ; 13 : 182.

（大森一光）

3）びまん性過誤腫性肺脈管筋腫症に合併する気胸

1．概　念

　びまん性過誤腫性肺脈管筋腫症（diffuse pulmonary hamarto (lymph) angiomyomatosis）は欧米ではpulmonary lymphangio (leio) myomatosis（LAM）と呼称されることが多い。原因不明の進行性、予後不良の疾患であるが、頻度は非常にまれである。結節性硬化症（tuberous sclerosis：TSC）の肺病変と同一の臨床経過、病理所見を呈するため、LAMとTSCの異同が問題となる。LAMはTSCの部分症とも考えられている[1]が、LAMには遺伝性がなく生殖年齢に好発することから両者は別の疾患との考えもある[2,3]。TSCを伴うLAMには男性例の報告もあるが、TSCのないLAMは現在までの報告例はすべて女性で、若年から中年の妊娠可能な年齢の女性に発症する。

2．臨床経過

　LAMは若年女性の自然気胸では常に念頭におくべき疾患の1つで、経過中に気胸を合併する頻度が60～80％と高率である。気胸が初発症状となることも多く、何度も繰り返すことが特長である。そのほかの臨床症状として喀血（40～50％）、乳糜胸（20～40％）が多く[4]、また、労作時呼吸困難はほとんどの症例に認められる。時に乳糜腹水、腎血管筋脂肪腫[5]などを伴うことがあるので腹部に対する検索も必要である。胸部X線像では基本的には網状影、網目粒状影、粟粒影、蜂窩状影などを呈し、病変の進行に従ってこの順序で陰影が変化して最終的には気腫状となる[6-11]。肺機能検査所見では、初期の拘束性パターンから、進行するにつれて閉塞性パターンに移行し、ついには肺の嚢胞化による呼吸不全や気胸で死亡する。

3．病因，診断

　肺の表面は嚢胞が密に多発して「いくら・すじこ」状に変化し、生検によりびまん性に肥大した平滑筋の増生を確認して診断が確定する。最近の研究で、悪性黒色腫に対して特異的な免疫活性を有するモノクローナル抗体であるHMB45がLAMの診断に有用であることが報告されている[12]。平滑筋増生の原因は不明であり、女性ホルモンとの関連が指摘されていたが、そのほかにMatrix Metalloproteinases（MMPs，特にMMP-2およびMMP-9）が嚢胞形成に関与していることが示唆されている[13]。本症の初期においては、胸部X線像の変化や病理組織学的変化に乏しく、見落とされることもありうる。若年女性で気胸を再発する症例では病理学的所見を見直し、胸部X線やCT像の変化を追跡することが必要である。

4．治　療

　本症の治療法には根本的なものはないが、抗女性ホルモン療法が有効とされており[14-16]、続発する自然気胸に対しては胸膜癒着法が適応となる。しかし、若年女性に対して抗女性ホルモン療法を行うことは慎重を要し、確実な病理組織学的診断の基に施行されるべきである。この点で、本症を疑ったならば積極的に胸腔鏡下に肺表面を観察し、生検を行った方がよい[17]。ただし、全身麻酔後に肺機能が急激に悪化した症例もあり[18]、可能ならば局所麻酔下の胸腔鏡が推奨される。
　気胸再発の予防として、胸膜癒着が考えられる。しかし、進行する肺機能の低下に対しては肺移植の適応であるので[19]、移植を考慮すると広範囲な胸膜癒着は好ましくない。欧米においてはLAMに対する肺移植治療が、すでに施行されているが

表1 肺機能検査成績

VC	2.67 l
%VC	96.7%
$FEV_{1.0}$	1.17 l
$FEV_{1.0\%}$	45.9%
血液ガス成績（室内気）	
pH	7.445
$PaCO_2$	36.1mmHg
PaO_2	79.1mmHg
SaO_2	96.0%

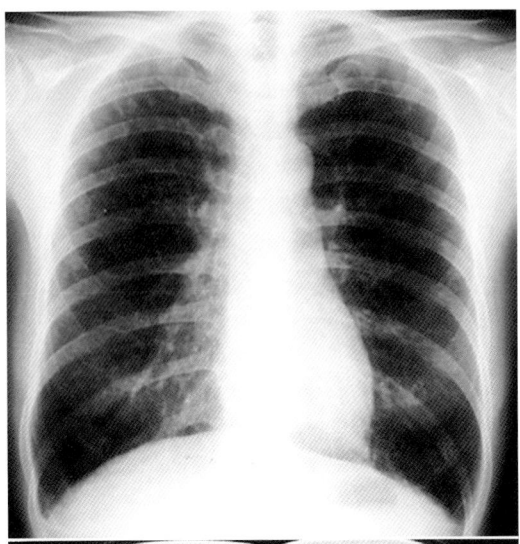

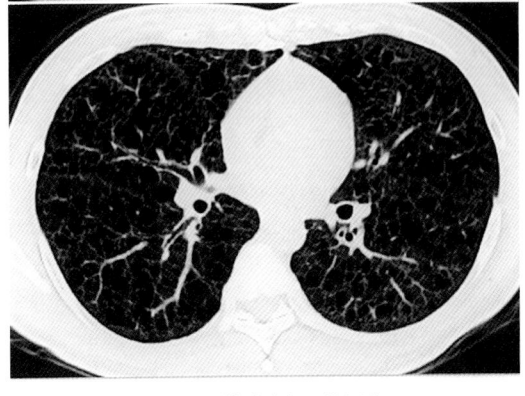

図1　入院時胸部X線写真

図2　入院時胸部単純CT写真

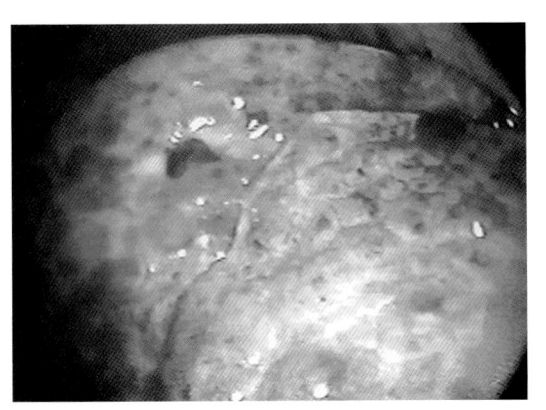

図3　胸腔鏡所見

[20)～22)]，移植肺が再びLAM状の変化を生じて気胸を起こした症例が報告されている[23)～25)]。LAMの病因とも関連しており，移植肺の変化の検討は今後の課題である。

5. 症 例

症例：38歳，女性
既往歴，家族歴：特記すべきことなし．
喫煙指数：100
主訴：労作時息切れ
現病歴：2年前より労作時の息切れを自覚し，次第に増悪したので当院を受診し，2000年1月12日，精査加療目的に入院した．

入院時所見：肺野に副雑音を聴取せず，肺機能検査成績，血液ガス成績は表1の通りであった．

胸部X線写真は全肺野に網状輪状陰影を認め（図1），胸部CTでは全肺が蜂窩状，気腫状変化を呈していた（図2）．

入院経過：胸部X線写真などよりびまん性過誤腫性肺脈管筋腫症を疑い，病理組織学的に診断を確定するために1月21日胸腔鏡下生検を施行した．肺表面には大小さまざまの大きさの囊胞がびまん性に散在しており，一部は極めて菲薄であった（図3）．組織学的にびまん性過誤腫性肺脈管筋腫症と診断し，ホルモン療法を開始した．

本例は現在までのところ気胸の合併はないが，特徴的画像を呈し，胸腔胸下生検で確定診断された．本症は胸腔胸下生検のよい適応である．

＜参考文献＞

1) Valensi QJ, et al. Pulmonary lymphangiomyoma : A probable forme frust of tuberous sclerosis. Am Rev Respir Dis 1973 ; 108 : 1411.

2) Stovin PG, et al. The lungs in lymphangiomyomatosis and in tuberous sclerosis. Thorax 1975 ; 30 : 497.
3) 斎木茂樹ほか. まれな肺疾患：びまん性過誤腫性肺脈管筋腫症. 医学のあゆみ 別冊巻. 呼吸器疾患. state of arts. 東京：医歯薬出版, 1991 : 478.
4) 南　博信ほか. 腫瘍性気管・気管支・肺疾患：その他：Lymphangioleiomyomatosis. 別冊 日本臨牀 領域別症候群シリーズ No.3. 呼吸器症候群—関連の呼吸器疾患を含めて—（下巻）. 大阪：日本臨牀社, 1994 : 188.
5) Bernstein SM, et al. How common are renal angiomyolipomas in patients with pulmonary lymphangiomyomatosis? Am J Respir Crit Care Med 1995 ; 152 : 2138.
6) 中森祥隆. 今日の胸部単純X線写真の読影：非感染性肺疾患；びまん性過誤腫性肺脈管筋腫症. 診断と治療 1996 ; 84 : 2292.
7) 山本　彰ほか. びまん性過誤腫性肺脈管筋腫症の1例：画像診断, 特にCT像と開胸肺生検の比較検討を中心に. 臨床放射線 1990 ; 35 : 293.
8) 勝俣康史ほか. びまん性過誤腫性肺脈管筋腫症の3例：特にターゲットCTの有用性について. 臨床画像 1991 ; 7 : 112.
9) Guinee DG Jr, et al. Pulmonary lymphangioleiomyomatosis : Diagnosis based on results of transbronchial biopsy and immunohistochemical studies and correlation with high-resolution computed tomography findings. Arch Pathol Lab Med 1994 ; 118 : 846.
10) King MA. MR diagnosis of lymphangioleiomyomatosis : Visibility of pulmonary cysts on spin-echo images. Magn Reson Imaging 1996 ; 14 : 361.
11) 住　幸治ほか. びまん性過誤腫性肺脈管筋腫症の画像診断. 画像診断 1988 ; 8 : 88.
12) Tanaka H, et al. Diagnosis of pulmonary lymphangioleiomyomatosis by HMB45 in surgically treated spontaneous pneumothorax. Eur Respir J 1995 ; 8 : 1879.
13) Hayashi T, et al. Immunohistochemical study of matrix metalloproteinases (MMPs) and their tissue inhibitors (TIMPs) in pulmonary lymphangioleiomyomatosis (LAM). Hum Pathol 1997 ; 28 : 1071
14) Wahedna I, et al. Relation of pulmonary lymphangioleiomyomatosis to use of the oral contraceptive pill and fertility in the UK : A national case control study. Thorax 1994 ; 49 : 910.
15) Urban T, et al. Pulmonary lymphangiomyomatosis : Follow-up and long-term outcome with antiestrogen therapy : A report of eight cases. Chest 1992 ; 102 : 472.
16) Rajjoub S, et al. Response to treatment with progesterone in a patient with pulmonary lymphangioleiomyomatosis. W VMed J 1995 ; 91 : 322.
17) 長坂不二夫ほか. 気胸を合併したびまん性過誤腫性肺脈管筋腫症について. 日呼外会誌 1991 ; 5 : 760.
18) 岡　治道ほか. びまん性過誤腫性肺脈管筋腫症の麻酔経験. 日臨麻会誌 1988 ; 8 : 60.
19) 坪田典之ほか. 肺移植適応と考えられたびまん性過誤腫性肺脈管筋腫症の1例. 日呼外会誌 1993 ; 7 : 143.
20) Sleiman C, et al. Pulmonary lymphangiomyomatosis treated by single lung transplantation. Am Rev Respir Dis 1992 ; 145 : 964.
21) Boehler A, et al. Lung transplantation for lymphangioleiomyomatosis. N Engl J Med 1996 ; 335 : 1275.
22) Brusset A, et al. Single lung transplantation for pulmonary lymphangiomyomatosis : Unexpected need for extracorporeal circulation. Chest 1995 ; 107 : 278.
23) O'Brien JD, et al. Lymphangiomyomatosis recurrence in the allograft after single-lung transplantation. Am J Respir Crit Care Med 1995 ; 151 : 2033.
24) Bittmann I, et al. Lymphangioleiomyomatosis : Recurrence after single lung transplantation. Hum Pathol 1997 ; 28 : 1420.
25) Nine JS, et al. Lymphangioleiomyomatosis : Recurrence after lung transplantation. J Heart Lung Transplant 1994 ; 13 : 714.
26) 富永　滋ほか. 胸部の最新画像情報：びまん性過誤腫性肺脈管筋腫症の局所換気血流分布；他の閉塞性肺疾患との比較. 臨床放射線 1989 ; 34 : 147.
27) Fanti S, et al. Scintigraphic findings in a case of lymphangioleiomiomatosis. Clin Nucl Med 1995 ; 20 : 1034.
28) 近藤有好. びまん性肺疾患診療最近の進歩：びまん性過誤腫性肺脈管筋腫症. 臨床成人病 1989 ; 1 : 2177.
29) 中田紘一郎ほか. 治療の基本と実際：びまん性過誤腫性肺脈管筋腫症. Modern Physician 1994 ; 14 : 199.
30) Itami M, et al. Pulmonary lymphangiomyomatosis diagnosed by effusion cytology : A case report. Acta Cytol 1997 ; 41 : 522.
31) Nair LG, et al. Lymphangiomatosis presenting with bronchial cast formation.Thorax 1996 ; 51 : 765.

（長坂不二夫）

4) Histiocytosis Xに合併する気胸

Histiocytosis Xは1953年にLichtenstein[1]によって好酸球性肉芽腫症（eosinophilic granulomatosis），Hand-Schüller-Christian病，Letterer Siwe病の3疾患を統一し名付けられた原因不明の組織球増殖症の総称である。

本症の病理所見は疾患の進行によって次の4期に分類される。

①proliferative phase（増殖期）
②granulomatous phase（肉芽腫期）
③xanthomatous phase（黄色期）
④healed fibrotic phase（線維化期）

好酸球性肉芽腫症（eosinophilic granulomatosis），Hand-Schüller-Christian病，Letterer Siwe病の3疾患はおのおの臨床像が異なる。好酸球性肉芽腫症は骨病変を主体とし，尿崩症と気胸の合併頻度が高く，比較的予後良好である。Hand-Schüller-Christian病は骨病変，眼球突出，尿崩症を主徴とする。小児期の発症が多く，呼吸器症状は軽微なことが多い。Letterer Siwe病は乳幼児期に発症し，肺，肝，脾，リンパ節，骨，皮膚などに急激な病変を生じ，強い全身症状を呈して短期間のうちに死亡することが多い。したがって気胸の発症が問題となるのは好酸球性肉芽腫症のうち特に肺病変を伴うものが対象となる。このような肺病変を主体とする症例を肺好酸球性肉芽腫症または肺Histiocytosis Xと呼ぶ。

1. 症　状

本症は全身の臓器，組織が侵されるため非常に多彩な臨床症状を呈する。特に，骨病変，肺病変，尿崩症の頻度が高く，自然気胸を合併することもまれではない。赤川ら[2]は本邦報告例34例の肺Histiocytosis Xを検討し，骨病変の合併を26.5％に，自然気胸の合併を38.2％に，尿崩症の合併を14.7％に認めたと報告している。

肺の病変は気管支壁，肺胞壁，血管周囲に組織球の著明な浸潤と結節性，肉芽腫性病変を形成する。次第に肺胞壁は破壊され，肺組織の崩壊，気腫性嚢胞の形成を来し，肺組織は線維化し蜂窩肺に進展する。さらに肺の線維化に伴い肺性心，右心不全の症状を呈するに至る。気胸の発症は気腫性嚢胞の形成される時期以降の比較的病状の進んだ時期に発症するとされる。

2. 胸部X線所見

胸部X線所見はびまん性の小粒状陰影，網状陰影，小輪状陰影を呈し，嚢胞を形成する場合は嚢胞状陰影を呈する。しかし本症に特異的なX線所見はなく，間質性肺炎，肺線維症，サルコイドーシス，真菌症，塵肺症，粟粒結核，過誤腫性肺脈管筋腫症などとの鑑別が必要となる。

3. 診　断

確定診断は組織診断が必要であるが，気管支鏡的肺生検，胸腔鏡下肺生検または骨生検で好酸球浸潤を伴う肉芽腫性病変やLangerhans細胞を認め，あるいは電顕にてL顆粒の存在で診断可能とされる[3]。

4. 治　療

肺Histiocytosis Xは比較的予後良好な疾患であり軽症例では完全に治癒する例もある。しかし根本的な治療方法が存在しないため治療は対症療法とステロイド療法が主体となるが，ステロイドの効果は一定ではなく無効の症例もある。ステロイドの投与は初期の症例に対して有効とされ，肺に気腫性嚢胞を形成する時期にはステロイド投与は気胸の発症を促進するためかえって禁忌とされ

る。気胸に対して囊胞切除を目的とした手術療法も選択されるが，気胸は一般的に難治性，易再発性であり，胸膜癒着療法が選択されることが多い。肺以外の局所療法として放射線治療も有効と報告されている。

<参考文献>

1) Lichtenstein L. Histiocytosis X : Integration of eosinophilic granuloma of bone, "Letterer Siwe disease", and "Schüller-Christian disease" as related manifestations of a single nosologic entity. Arch Pathol 1953 ; 56 : 84.
2) 赤川志のぶ, 橋本憲一, 西浦政代ほか. 肺 histiocytosis X―自然気胸を反復した1例と本邦例の集計―. 日胸 1987 ; 39 : 96.
3) 岩井和郎. 日本における肺好酸球性肉芽腫症. 日胸 1982 ; 41 : 567.

〔羽賀直樹〕

5）肺癌と気胸

　気腫性肺囊胞症に肺癌が合併する率が有意に高いことは古くから知られている[1]。肺囊胞を有する男性患者の肺癌合併率は肺囊胞を有さない患者の32倍であり，また肺癌患者は非肺癌患者に比べ巨大肺囊胞症を合併する頻度が7倍である。しかし肺癌に自然気胸を合併する頻度は比較的まれで，文献的に0.46～0.85％[2]～[4]と報告されている。

　従来から肺癌における気胸の発生機序として[5]，①肺癌が肺胸膜に及んで直接胸膜が破れて気胸が起こる場合，②肺癌が末梢細気管支を閉塞し，その領域の限局性肺気腫を起こすことによって気管支のcheck valve機構から胸膜下に気腫性肺囊胞が発生し，これが破れて気胸を起こすもの，③肺癌による無気肺に伴い残存肺葉が過膨張しブラ破裂を来した[6]，④腫瘍による循環障害や化学療法，放射線療法による腫瘍や肺組織の壊死に伴う気管支胸膜瘻の形成，⑤腫瘍による所属気管支閉塞により末梢部に膿瘍を形成し胸膜への穿孔による気管支胸膜瘻の形成を機序の一因として挙げる報告も認められた。

　発症年齢は自然気胸に比して高齢で，塚本らの報告[3]では気胸合併肺癌の平均年齢は66歳で，原発性肺癌の平均年齢と同じであった。さらに50歳以上の自然気胸例の肺癌発生頻度が16.3％と高率であり，50歳以上の自然気胸例では肺癌を合併している可能性を常に考慮して診療する必要があると注意を促している。また青木ら[7]は肺囊胞に合併した肺癌は，一般の肺癌に比して低年齢層に多いと報告している。

　肺囊胞と肺癌の合併例は男性に多い。組織型は腺癌が最も多く，続いて扁平上皮癌，大細胞癌，小細胞癌の順である。さらに細胞の分化度が低分化の傾向が強く，予後不良な症例が多い[8]。

　また気胸合併肺癌例の予後が極めて不良な理由として，低分化の進行癌が多いという以外に初発症状である気胸に注目してしまうために，腫瘍陰影を見逃し，肺癌診断が遅れることを挙げている。

1．症　例

　症例：65歳，男性
　主訴：右胸痛
　既往歴：高血圧で内服治療中
　家族歴：特記すべきことなし
　喫煙歴：15本/日×45年
　現病歴：平成9年12月5日より右胸痛が出現し，同時に労作時呼吸困難も自覚した。症状が軽快しないため12月8日に某医を受診し，右自然気胸の診断を受けた。保存的に経過観察するが軽快しないため12月12日当科へ入院した。右肺の虚脱率は50％であり，同日胸腔ドレナージを施行した。ドレナージ後より気漏が消失し，肺の伸展が良好で12月17日退院した。

　平成10年1月中旬より息切れが出現し，1月30日外来を受診した。右肺の虚脱率は20％で再入院した。

　入院時現症：身長162cm，体重45kg，血圧132/78mmHg，脈拍72/分，整。呼吸数18回/分。右側呼吸音減弱をみる以外に特に異常なし。

　血生化学所見：ヘモグロビン12.2g/dlと軽度貧血を認める以外異状所見なし。

　血液ガス：pH7.406，PaO_2 74.3mmHg，$PaCO_2$ 47.7mmHg，BE3.8，SaO_2 95.5％。

　胸部X線：右肺に20％の虚脱を認めたが，腫瘍陰影は明らかでなかった（図1）。

　胸部CT：囊胞の周囲に硬結像を認めた（図2）。

　入院後経過：入院時，ベッドサイドで胸腔鏡を施行し，広範囲の癒着を認めた。またS^2にブラを確認した。その後胸腔ドレナージを留置した。持続吸引で気漏が著明であり，さらに皮下気腫も出

管内に器質化した血栓を多数認め，腫瘍塞栓の影響が考えられた。

術後経過：乳糜胸を合併し禁食，高カロリー輸液で保存的に加療した。術後18病日ドレーンを抜去するが右肺尖部に再度乳糜が貯留し24病日に再ドレナージを施行した。さらに31病日にOK432を20KE注入し，38病日ドレナージ抜去し48病日に退院した。

自験例は65歳で肺癌好発年齢に相当したが，腫瘍小型であり気胸にのみ注目したため腫瘍陰影を見過ごし，気胸初発時ドレナージのみで帰宅させ肺癌の診断が得られるまで約2カ月を要した。高齢者気胸では初発時から胸部CTで十分な検討が必要であると思われる。本症例の気胸発症機序としては囊胞部の血管内に器質化血栓を多数認め，腫瘍による循環障害が一因と考えられた。

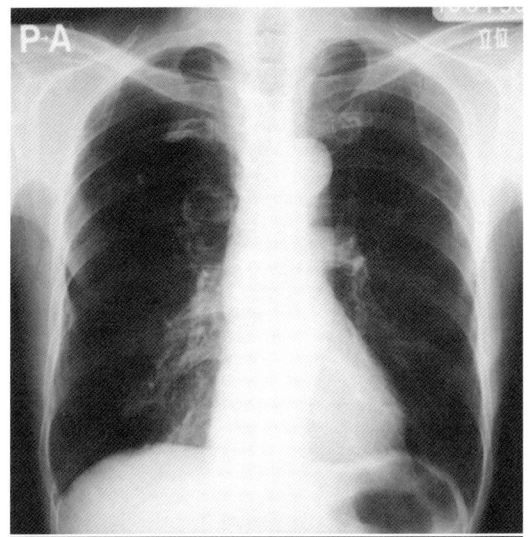

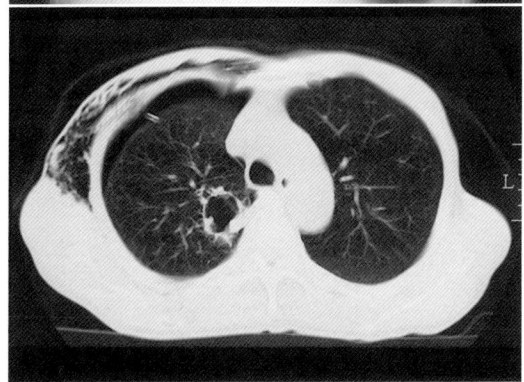

図1　胸部X線写真
右肺に20％の虚脱を認めたが，腫瘍陰影は明らかでなかった。

図2　胸部CT
囊胞の周囲に硬結像を認めた。

現したため2月6日胸腔鏡下手術を施行した。

手術所見：胸腔鏡で胸腔内を観察し，広汎の癒着を剥離した後，S^2に直径2mmの瘻孔を確認した。同部を部分切除し，切除検体を観察すると小豆大の硬結を認めたため迅速病理に提出し扁平上皮癌の診断を得た。

そこで後側方切開第6肋骨床開胸で右上葉切除を施行した。

病理組織学的検査所見：15×12×12mmの低分化型扁平上皮癌（p-T2N0M0 stageⅡB）で胸膜浸潤を認め胸膜炎を伴っていた。また囊胞部の血

＜参考文献＞

1) Goldstein MJ, Snider GL, Liberson M, et al. Bronchogenic carcinoma and giant bullous disease. Am Rev Dis 1968; 97: 1062.
2) 藤沢武彦, 山川久美, 山口　豊ほか. 肺癌に合併した自然気胸症例に関する検討. 肺癌 1987; 27: 645.
3) 塚本東明, 佐藤　徹, 山田敬子ほか. 自然気胸を初発症状とした原発性肺癌症例の検討. 日胸疾会誌 1995; 33: 936.
4) Steinhauslin CA, Cuttat JF. Spontaneous pneumothorax: A complication of lung cancer? Cast 1985; 88: 709.
5) Rose ME, Howard R, Sibley JJ, et al. Pneumothorax directoly resulting from perforated brronchogenic carcinoma. Ann Thorac Surg 1967; 4: 160.
6) 高木　洋, 秋山祐由, 中島重徳ほか. 気胸合併肺癌の検討—自験例3例を含めて—. 日胸疾会誌 1990; 28: 330.
7) 青木昭子, 桑原　修, 土肥英樹ほか. 気胸が初発症状となった原発性肺癌の1例. 日胸臨 1987; 46: 1051.
8) 川人宏次, 宮元秀昭, 早川和志ほか. Bullaの経過観察中に囊胞壁に発生した肺癌の1切除例. 外科 1990; 52: 527.

（四万村三恵）

6）肺吸虫症に合併した気胸

　本邦において知られている肺吸虫は，ウェステルマン肺吸虫（Paragonimus westermani），宮崎肺吸虫（P. miyazakii），大平肺吸虫（P. ohirai），小形大平肺吸虫（P. iloktsuenensis），佐渡肺吸虫（P. sadonesis）の5種であるが，そのうちヒトが終宿主となり肺吸虫症を発症することが知られているのはウェステルマン肺吸虫，宮崎肺吸虫の2種のみである。

　本邦における肺吸虫症の文献報告例では，1974年以前にはウェステルマン肺吸虫症が報告されているのみであるが，1974年に横川ら[1]により宮崎肺吸虫のヒトへの感染が報告されて以来，宮崎肺吸虫症の報告例も数多く見られるようになった。従来，ウェステルマン肺吸虫症には気胸が合併することはまれであり，宮崎肺吸虫症に気胸の合併が多いとされていたが[2]，最近ではウェステルマン肺吸虫症に合併した気胸も数多く報告されており[3〜7]，臨床症状のみでは両者の鑑別診断は困難である。診断は喀痰，胸水，気管支洗浄液，胃液，糞便中から虫卵を証明すれば確実であるが，必ずしも虫卵の証明は容易ではなく，免疫血清学的診断法に頼らざるをえない。

　気胸発症の機序は，肺内の幼虫が胸腔内に脱出する際の機械的な臓側胸膜の破壊によるとされる。従来，宮崎肺吸虫症に気胸が多いとされる理由は，宮崎肺吸虫の幼虫にとって肺内は快適な場所ではなく，胸腔に脱出する頻度が高いためとされる。

1. ウェステルマン肺吸虫症

a. 感染経路

　ウェステルマン肺吸虫の第1中間宿主は淡水産のThiaridae科の巻貝で，本邦ではカワニナが有名である。第2中間宿主は本邦ではサワガニ，モクズガニ，アメリカザリガニの3種が挙げられる。自然界における終宿主は第2中間宿主であるカニを捕食対象とするテン，イタチ，キツネ，タヌキ，イノシシなどと考えられる。ヒトへの感染は第2中間宿主であるサワガニ，モクズガニ，アメリカザリガニの生食や終宿主であるイノシシの生食で可能であるが，文献上報告された感染経路としてはサワガニの生食とモクズガニとイノシシの調理における加熱の不十分さや，調理過程における飛沫や他の調理器具への汚染（モクズガニを生のままつぶし，その後に加熱調理する調理法が存在する）が重要である。またまれな感染経路の可能性として，ペットや小児のカニ取りの対象となるアメリカザリガニやサワガニからの感染の可能性や，シカ肉の生食からの感染の可能性（シカは草食動物でありカニを捕食しないとされるが）も指摘されているが証明されていない。

b. 症状

　ヒトに摂取された被囊幼虫は小腸上部で脱囊し，小腸粘膜内に侵入した後，腹腔内に穿通し腹壁筋層内に一時とどまる。その後再び腹腔内を経由して横隔膜を穿通して胸腔内に至り，さらに肺実質内に至る。したがって感染初期には幼虫の移動に伴う腹痛，胸痛，胸部違和感，まれに胸膜炎・気胸に伴う胸痛や呼吸困難などの症状がみられる。しかし本症に最も特徴的な症状は咳嗽と血痰である。血痰は粘稠で褐色ないし暗赤色を呈するが，まれに新鮮血であったり喀血をみるという。しばしば肺結核と誤診されるが肺結核に比べて健康そうに見え，日常生活に支障がない症例が多いのが特徴である。気胸は後述する宮崎肺吸虫症に比べて従来まれとされてきたが，近年報告が増加している。

c. 胸部X線写真所見

　胸部X線写真では肺結核との鑑別は極めて困難

である．本症では肺実質内に侵入した幼虫は虫囊と呼ばれる空洞を形成し，周囲には虫卵を中心とした肉芽腫性病変を形成する．これらの空洞と肉芽腫性病変のX線写真像は空洞を伴った結節影や浸潤影として表現される．また最近は従来まれとされる胸膜炎，胸水貯留例や気胸症例も数多く報告されるようになった．

d. 診 断

診断は喀痰，胸水，気管支洗浄液，胃液，糞便中から虫卵を証明すれば確実であるが，必ずしも虫卵の証明は容易ではなく，免疫血清学的診断法に頼らざるを得ない．免疫血清学的診断法にはゲル内沈降反応（Ouchterlony法）と酵素抗体法（ELISA）などがあるが，前者よりも後者がより鋭敏である．なお患者の食餌歴の聴取は重要な情報となることはいうまでもない．

e. 治 療

本症は寄生虫感染症でありその根本治療は感染予防と駆虫剤の投与に尽きる．特に感染予防は重要であり第2中間宿主であるサワガニ，モクズガニ，アメリカザリガニの生食をしないことと，第2中間宿主であるサワガニ，モクズガニ，アメリカザリガニや終宿主であるタヌキ，イノシシなどの加熱調理（本邦において現在タヌキを摂食する習慣があるかどうかは不明だが）には十分注意を払うなどで理論的に予防可能であるが，調理の際の食材の飛散やまな板，包丁などの調理器具を介しての感染も十分考えられ，最終的には感染の可能性のある食材には手を出さないのが懸命であると言える．

駆虫剤としては従来ビチオノール：bithionol（商品名ビチン：Bitin，田辺）でほぼ100％の治癒率が得られていたが，1993年6月で製造中止となっており現在入手不可能である．これに代わって1989年1月よりプラジカンテル：praziquantel（商品名ビルトリシド：Biltricide，バイエル）が発売されておりほぼ同等の治癒率が得られている[8)9)]．

2. 宮崎肺吸虫症

a. 感染経路

宮崎肺吸虫の第1中間宿主はアキヨシホラアナミジンニナ，ホラアナミジンニナという淡水産の貝で，第2中間宿主はサワガニが唯一とされる．自然界における終宿主は第2中間宿主であるカニを捕食対象とするテン，イタチ，キツネ，タヌキ，イノシシなどと考えられる．ヒトへの感染は文献上は第2中間宿主であるサワガニの生食例のみが報告されているが，ウェステルマン肺吸虫と同様に終宿主であるイノシシの生食でも理論的に可能であると思われる．

b. 症 状

宮崎肺吸虫症がウェステルマン肺吸虫症と最も異なる点は，宮崎肺吸虫症においては肺内で虫囊を形成しにくい点である．そのため胸部X線写真所見上空洞形成は認められない．幼虫は肺内よりも胸腔内に脱出しようとするために高率に気胸や胸水貯留を認めるとされる．

c. 診 断

宮崎肺吸虫症は肺内で虫囊を形成しないため喀痰や糞便中より虫卵の検出はないとされる．診断はウェステルマン肺吸虫症と同様に免疫血清学的診断法に頼らざるをえない．

d. 治 療

本症も感染予防が重要であり，第2中間宿主であるサワガニの生食をしないことと，第2中間宿主であるサワガニや終宿主であるイノシシなどの加熱調理には十分注意を払うなどで理論的に予防可能であるが最終的には感染の可能性のある食材には手を出さないことが重要である．

駆虫剤はウェステルマン肺吸虫症と同様にプラジカンテル：praziquantel（商品名ビルトリシド：Biltricide，バイエル）が有効である．

<参考文献>

1) 横川宗雄, 荒木国興, 斎藤祺一ほか. 最近関東地区に多発した宮崎肺吸虫症について―特に免疫血清学的診断について―. 寄生虫誌 1974 ; 23 : 167.
2) 横川宗雄. 肺吸虫症. 日本内科学大系55巻. 東京：中山書店, 1974 : 404.
3) 西田　修, 今中孝信, 高橋　豊ほか. 両側自然気胸, 胸水・心囊水貯留をきたしたウェステルマン肺吸虫症―症例およびその家族に関する寄生虫免疫学的検索知見―. 内科 1983 ; 52 : 762.
4) 富田弘志, 竹尾　剛, 副島佳文ほか. 好酸球性髄膜炎, 気胸, 胸水, 皮下腫瘤を呈したウェステルマン肺吸虫症の1例. 日胸 1987 ; 46 : 296.
5) 鈴木幸男, 伊藤　光, 米丸　亮ほか. 反復する自然気胸と小脳梗塞を合併したウェステルマン肺吸虫症の1例. 日胸疾会誌 1987 ; 25 : 119.
6) 北原多喜. 両側気胸, 胸水を認めたウェステルマン肺吸虫症と考えられる1例. 日胸 1988 ; 47 : 702.
7) 粕谷志郎, 今井直幸, 岡本秀樹ほか. 気胸にて発症したウェステルマン肺吸虫症の4例. 呼吸 1995 ; 14 : 764.
8) 西山利正, 山田　稔, 宇賀昭二. プラジカンテル―その使用と実際―. 東京：ユリシス・出版部, 1993 : 27.
9) 辻　守康. 肺吸虫症. 輸入寄生虫病薬物治療の手引き. 厚生省新薬開発推進事業, 熱帯病治療薬の開発研究班. 1992 : 50.

〔羽賀直樹〕

7）AIDSと気胸

はじめに

後天性免疫不全症候群（acquired immunodeficiency syndrome：AIDS）はヒト免疫不全ウイルス（human immunodeficiency virus：HIV）の感染によって引き起こされる症候で，CD4陽性リンパ球の減少に伴って細胞性免疫不全状態が進行し，日和見感染や悪性腫瘍が出現しやすくなり，その標的臓器としては肺が最も重要である。末梢血CD4陽性リンパ球数が$200/\mu l$以下になるとHIV感染症に特徴的なカリニ肺炎（Pneumocystis carinii pneumonia：PCP），サイトメガロウイルス肺炎，非定型抗酸菌性肺炎などの呼吸器感染症が出現するようになり，生命予後を大きく左右する[1)2)]。

1984年アメリカではじめてAIDSに随伴した自然気胸の報告が行われて以来[3)]，欧米においてはHIV感染症，特にAIDSに随伴した自然気胸の報告が増加しており，本邦でもAIDS患者の増加に伴いAIDS随伴気胸の報告も散見されている[2)4)5)]。

1. 疫　学

自然気胸の病因として胸膜下のブレブが圧倒的に多かったが，AIDS随伴気胸の増加に伴いその病因構成が変化しつつあるのは興味深い。Waitら[6)]は1983年から1991年までの8年間に120例の自然気胸患者が入院し，原因別にみるとAIDSによるもの32例（27％），古典的な胸膜下のブレブあるいは慢性閉塞性肺疾患に伴うブレブによるもの43例（36％），その他（肺炎，肺癌，肺結核，好酸性肉芽腫など）45例（37％）であったと報告している。また，Trachiotisら[7)]は1992年1月から1994年5月までの間に156例（延べ164回）の自然気胸患者が入院し，そのうち36例（23.1％）がAIDS随伴気胸であったと報告，同様の傾向を示した。Tumbarelloら[3)]は1987年1月から1995年12月までの9年間に2,691例のHIV陽性患者が入院し，そのうちの気胸発生頻度は1,000回の入院で11.2と健常人の0.06をおおいに凌いでいると述べている。HIV陽性患者のうちPCP合併例の気胸発生率は9.5％，肺結核合併例では6.8％と有意に発生率の上昇を認め，HIV陽性気胸患者35例の内訳は，PCP合併23例（66％），肺結核合併13例（37％），肺結核の1例はPCPの既往も有していた[3)]。その他にトキソプラズマ肺炎，肺カポジ肉腫，細菌性肺炎，抗酸菌感染症などに随伴して気胸が起こることもある。

Tumbarelloら[3)]は140例のHIV陽性患者を気胸を伴う35例と伴わない105例の2群に分け検討し，AIDS随伴気胸の危険因子として，①PCPの既往，②現在PCPに罹患している，③肺結核，④胸部X線写真上肺嚢胞やブラの存在の4項目を挙げている。Meterskyら[8)]は潜在的危険因子として喫煙，ペンタミジンの予防的吸入歴，胸部X線写真上肺嚢胞性病変の存在を挙げ，ステロイド剤の全身投与は気漏の遷延化には影響するが危険因子とはならないとしている。

Gereinら[9)]は，AIDS随伴気胸は両側発生が多く，再発しやすく，難治性であるという特徴があり，22例の気胸のうち14例は一側気胸であったが，8例（36.4％）は両側気胸であったと報告し，Sepkowitzら[10)]は，両側気胸の頻度は50％としている。いずれにしても通常の自然気胸の両側発生頻度が10％以下であることに比べ，AIDS随伴気胸の両側発生頻度は極めて高い。

2. 病　因

AIDS患者では，しばしば発生するPCPに随伴して自然気胸が発生する。PCPでは，炎症による

高度の肺胞の損傷によりブレブ，胸膜下空洞，肺嚢胞，肺実質の壊死などが生じ，これらが破裂または壊死となり気胸を発生する[11]。PCPの再発予防にペンタミジンの吸入療法が広く普及しており，ペンタミジン予防吸入経過中に気胸を発症したという報告が散見される[4]。この原因として，ペンタミジン吸入薬は中枢気道にはより高濃度に存在するが，肺末梢には分布しにくく，特に坐位での吸入では肺尖部に薬剤が分布しにくいためにPCPによる変化が臓側胸膜直下に発生すると考えられ[10)11)]，一方では，ペンタミジン吸入薬の直接的な肺組織に対する毒性によると言われている[11]。その他AIDSに随伴した肺感染症が病因となることもある。

3. 病理

PCPに伴うAIDS随伴気胸では臓側胸膜下あるいは肺実質内に壊死，空洞化，嚢胞変性，気腫性変化，ブレブなどの所見を認め，特に肺尖部にこの変化が著明である[11]。Slabbynckら[12]もAIDS随伴気胸の胸腔鏡所見として，大小さまざまな大きさの肺表面のびまん性の白黄色の結節を挙げ，特に上葉に病変の集簇を認めたと報告している。組織学的検査ではPneumocystis carinii（PC）の存在および肺胞内への泡沫細胞，好酸球，顆粒球の浸出を認め，その他，肺組織破壊と肺末梢での炎症所見を認めている[11]。

4. 診断

臨床症状は胸痛，呼吸困難，咳嗽，発熱などの呼吸器症状が大部分で[3)11)13)]，緊張性気胸の場合などは意識障害を呈することもある[2]。軽度の気胸では症状のないこともある。他覚的には頻呼吸，湿性ラ音，乾性ラ音，喘鳴，呼吸音の消失などを呈する[11]。

胸部X線写真では肺の虚脱度が中等度以上（15％以上）の症例が多く，両側気胸あるいは緊張性気胸の頻度が高い[3]。AIDS随伴気胸はPCPを伴う症例が大部分で，胸部X線写真上はびまん性スリガラス状陰影および嚢胞状陰影を認める。胸部CTによりびまん性スリガラス状陰影あるいは嚢胞状陰影はより明らかとなる。また，ガリウムシンチでは両側肺野にびまん性にガリウムの集積を認める。

気胸発症前にHIV陽性またはAIDSと診断されていることが多い。PCPの確定診断は喀痰，TBLB（経気管支肺生検）材料，BALF（気管支肺胞洗浄液），経皮的肺生検材料あるいは切除標本を用いてメテナミン銀染色，デフ・クイック染色，トルイジン・ブルー染色，グルコット染色などによりPCを証明することである[1)3)9)12)]。さらに，PCR法も実用化されており，診断法としての有用性は高い[1]。

5. 治療

a. 治療方針

AIDS随伴気胸の治療は臓側胸膜の壊死により気管支胸腔瘻が持続するために難しい。AIDS随伴気胸の予後が不良で，難治性であることから諸家によりさまざまな治療戦略が考えられている[7)9)]。一般的には，中等度以上の気胸の場合には，まず5〜10日間程度の持続胸腔ドレナージを行い，気漏が消失せず無効の場合は胸膜癒着療法あるいは外科的治療（開胸術，VATS）が選択される[14]。呼吸不全を伴う場合は人工呼吸器による管理を行う。その他にAIDSに合併した種々の疾患に対する治療も必須である。

b. 保存的治療

症状のない軽度の気胸（虚脱率15％以下）で状態が安定している場合は，安静あるいは酸素療法を行い経過をみる（胸腔穿刺による脱気を行う場合もある）[3]。中等度以上（虚脱率15％以上）の気胸には，胸腔ドレナージが必要であり，気漏に対し胸膜癒着を目的として種々の薬剤（テトラ

サイクリン，ドキシサイクリン，ブレオマイシン，OK432，タルク末など）を胸腔ドレーンから注入する方法がある[3)8)12)15)〜18)]。また，気漏の持続する場合でも従来の持続吸引からハイムリッヒ・バルブに変更することで，入院期間の短縮，quality of lifeの改善，外来での十分な管理が行えるという報告もある[7)]。

c. 外科的治療

胸腔ドレナージや化学的胸膜癒着療法の有効性の報告があるが[16)〜19)]，気漏が遷延する場合は積極的にVATSや開胸手術を行って難治性の瘻孔を直接閉鎖し良好な成績をおさめたという報告もある[15)18)20)21)]。Flumら[22)]は7日以上気漏が持続する場合に胸腔鏡による胸膜癒着療法（機械的，タルク末注入など），嚢胞切除を行ったと報告している。Crawfordら[21)]は手術適応としては，①胸腔ドレナージで気管支胸腔瘻の改善がみられない，②敗血症の所見がない，③心肺機能が全身麻酔に耐えられる，の3項目を挙げ，14例に対し開胸による気管支胸腔瘻の直接閉鎖と壁側胸膜切除を行い13例に奏効し，横隔膜擦過を施行した症例には術後再発はなく，有効であったと報告している。

d. 治療成績

Tumbarelloら[3)]は胸腔ドレナージのみの有効例は20/30（67％）であり，外科治療は行われなかったと報告している。

Trachiotisら[7)]は胸腔ドレナージのみの有効例は18/44（41％）であり，無効例には胸膜癒着療法や開胸術が行われたが不本意な成績に終わったと報告している。Waitら[15)]はAIDS随伴気胸の36例を治療法により胸腔ドレナージと胸膜癒着療法を施行した標準治療群25例，VATSで直接タルク末を注入したVATS群8例，開胸術が行われた開胸群3例の3群に分けて検討し，VATS群では成功例7/8（88％），術後在院日数4日以内と他の2群に比し有意に優れていたと報告している。

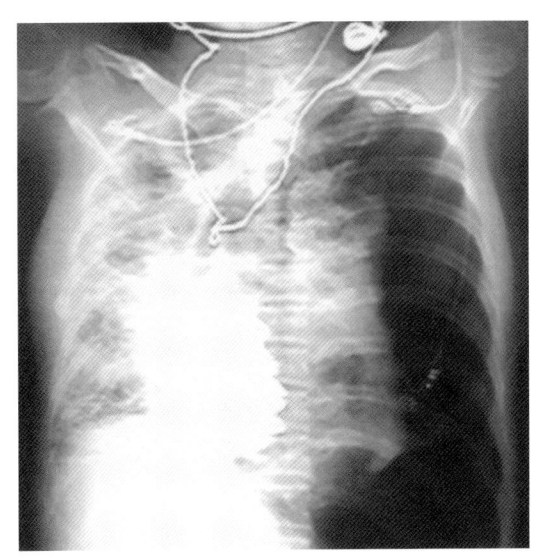

図1 胸部X線写真（1）
左緊張性気胸と右肺の広範な浸潤影を認める。

6. 予後

AIDS随伴気胸はしばしば再発し，生命予後は不良である。特に，PCPを伴うAIDS患者において人工呼吸器装着中に発生した気胸の予後は極めて不良で，Pastoresら[13)]は15例全例死亡したと述べている。再発率に関しては，Sepkowitzら[10)]は20例中13例（65％）に再発したと述べ，諸家の報告も同様である。死亡率は40〜90％であり，大部分が発症後4〜8週で死亡している[11)]。全身状態の悪い患者が多く，治療法の選択が困難である。生存者においても入院期間がしばしば長期化しやすい。

7. 症例

25歳，タイ人女性。呼吸困難を主訴に来院した。診察中に突然意識障害を認め，救命救急センターに入院した。入院時胸部X線写真（図1）および胸部CT（図2）では左緊張性気胸と右肺の広範な浸潤影および両側肺の嚢胞性変化を認めた。直ちに，胸腔ドレナージを行い，人工呼吸器による管理を行った。入院時検査では，HIV陽性，

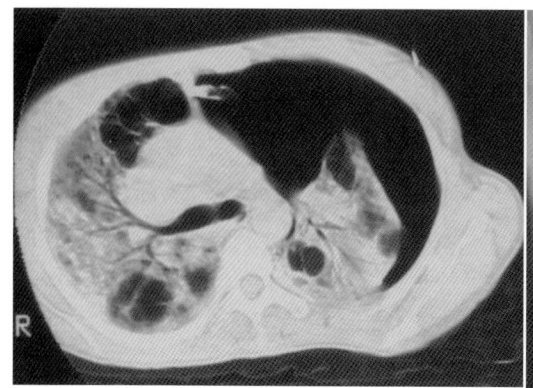

図2 胸部CT像
左緊張性気胸と右肺の浸潤影および両側多発囊胞性変化を認める。

CD4陽性リンパ球の著明な減少および著明な低酸素血症を認めた．入院後の喀痰検査ではPCおよびCMVがPCR法で陽性であった．以上より，AIDS関連PCPに合併した緊張性気胸と診断し，原疾患に対する治療も開始した．しかし，入院8日目に対側の緊張性気胸を併発し（図3），呼吸不全にて入院14日目に死亡した．

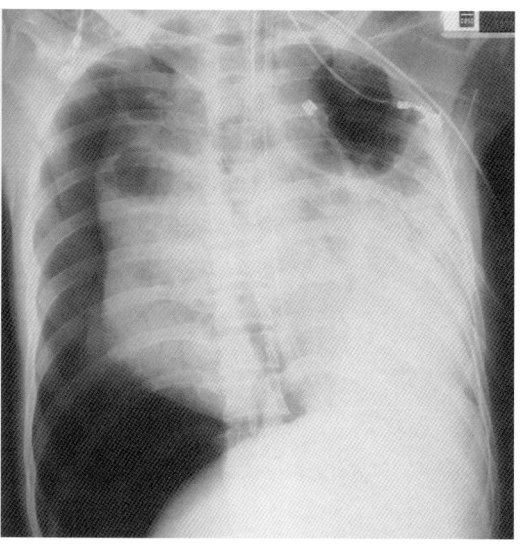

図3 胸部X線写真（2）
左胸腔ドレナージ中，右緊張性気胸を認める．

<参考文献>

1) 永武　毅, 吉嶺裕之. 症候からみたHIV感染症／AIDS　呼吸器疾患とその治療. 内科　1997 ; 80 : 244.
2) 市村浩一, 富田康之, 児浦利哉ほか. 緊張性気胸を伴い死亡したAIDSカリニ肺炎の1例. 日大医誌 1997 ; 56 : 419.
3) Tumbarello M, Tacconelli E, Pirronti T, et al. Pneumothorax in HIV-infected patients : Role of Pneumocystis carinii pneumonia and pulmonary tuberculosis. Eur Respir J 1997 ; 10 : 1335.
4) 吉田信一, 山岸哲也, 福武勝幸ほか. 限局性カリニ肺炎により自然気胸を発症し開胸肺縫縮術を施行したAIDS血友病A症例. 日胸疾会誌 1995 ; 33 : 1464.
5) 田坂定智, 髙木英恵, 小熊　剛ほか. カリニ肺炎に気腫性病変を伴った後天性免疫不全症候群の1例. 日呼吸会誌 1998 ; 36 : 283.
6) Wait MA, Estrera A. Changing clinical spectrum of spontaneous pneumothorax. Am J Surg 1992 ; 164 : 528.
7) Trachiotis GD, Vricella LA, Alyono D, et al. Management of AIDS-related pneumothorax. Ann Thorac Surg 1996 ; 62 : 1608.
8) Metersky ML, Colt HG, Oslon LK, et al. AIDS-related spontaneous pneumothorax : Risk factors and treatment. Chest 1995 ; 108 : 946.
9) Gerein AN, Brumwell ML, Lawson LM, et al. Surgical management of pneumothorax in patients with acquired immunodeficiency syndrome. Arch Surg 1991 ; 126 : 1272.
10) Sepkowitz KA, Telzak EE, Gold JWM, et al. Pneumothorax in AIDS. Ann Intern Med 1991 ; 114 : 455.
11) de Leon FC, Britt EJ. The noninfectious respiratory complications of infection with HIV. Curr Opin Pulm Med 1995 ; 1 : 223.
12) Slabbynck H, Kovitz KL, Vialette JP, et al. Thoracoscopic findings in spontaneous pneumothorax in AIDS. Chest 1994 ; 106 : 1582.
13) Pastores SM, Garay SM, Naidich DP, et al. Review : Pneumothorax in patients with AIDS-related Pneumocystis carinii pneumonia. Am J Med Sci 1996 ; 312 : 229.
14) Feins RH. The role of thoracoscopy in the AIDS/immunocompromised patient. Ann Thorac Surg 1993 ; 56 : 649.
15) Wait MA, Dal Nogare AR. Treatment of AIDS-related spontaneous pneumothorax : A decade of experience. Chest 1994 ; 106 : 693.
16) Read CA, Reddy VD, O'Mara TE, et al. Doxycycline

pleurodesis for pneumothorax in patients with AIDS. Chest 1994 ; 105 : 823.
17) Kimmel RD, Karp MP, Cascone JJ, et al. Talc pleurodesis during videothoracoscopy for Pneumocystis carinii pneumonia-related pneumothorax. Chest 1994 ; 105 : 314.
18) Tunon-de-Lara JM, Constans J, Vincent MP, et al. Spontaneous pneumothorax associated with Pneumocystis carinii pneumonia. Chest 1992 ; 101 : 1177.
19) Busch E, Barlam BW, Wallace J, et al. Intrapleural tetracycline for spontaneous pneumothorax in acquired immunodeficiency syndrome. Chest 1991 ; 99 : 1036.
20) Alkhuja S, Badhey K, Miller A. Simultaneous bilateral pneumothorax in an HIV-infected patient. Chest 1997 ; 112 : 1417.
21) Crawford BK, Galloway AC, Boyd AD, et al. Treatment of AIDS-related bronchopleural fistula by pleurectomy. Ann Thorac Surg 1992 ; 54 : 212.
22) Flum DR, Steinberg SD, Bernik TR, et al. Thoracoscopy in acquired immunodeficiency syndrome. J Thorac Cardiovasc Surg 1997 ; 114 : 361.

〔並木義夫〕

8）難治性気胸

はじめに

難治性気胸の定義は明らかでなく，治療困難の意味で使用されている場合が多い[1)2)]。自然気胸の初期治療は，安静，脱気，ドレナージで肺の再膨張を促すことである。その後に手術適応症例には手術療法（胸腔鏡下手術が主体となってきている）がなされる。しかし空気漏れが持続し本来は手術療法を施行するべきであるが，全身状態不良であり胸膜癒着療法，気管支鏡下気管支塞栓術[3)]などが選択される症例がある。このように手術が必要な症例で，合併疾患あるいは低肺機能で手術が困難な症例が難治性気胸と考える[1)]。

1．難治性気胸

日本気胸学会用語・規約集[4)]には，難治性気胸の用語はなく，気胸の遷延した状態として気胸が2週間を越えるものを，積極的治療の有無にかかわらず「遷延性気胸」（prolonged pneumothorax）として，さらに気胸による肺虚脱が遷延し，臓側胸膜面にpeel状の反応膜が形成され，気道に陽圧をかけても胸腔に陰圧をかけても肺が膨張せず，肺剥皮術を要する病態を「慢性気胸」（chronic pneumothorax）としている。遷延性気胸は積極的治療の有無は含まれず，単に気胸の期間で定義しており，難治性気胸は治療に難渋の意味で治療経過を考慮すべきである。単にドレナージのみで気漏が持続して治療期間の延長した症例や治療がなされなかった症例を除外するために難治性気胸の定義として「①全身状態による非手術適応例またはpoor risk例，②胸腔ドレナージを含めた複数の治療法でも3週間以上の空気漏れ持続例，以上①②ともに満たすもの」とした（表1）。

表1　難治性気胸の定義

1) 全身状態による非手術適応例またはpoor risk例
2) 胸腔鏡ドレナージを含めた複数の治療でも，3週間以上の空気漏れ持続例
3) 1) と2) をともに満たすもの

表2　合併疾患

低肺機能・肺疾患	11例
腎疾患	3例
肝障害	2例
悪性疾患	2例
心筋症	1例
大動脈瘤	1例
脳梗塞	1例

2．自験例

1985～1999年6月までの自然気胸症例は771例で，男性672例，女性99例であり，そのうち難治性気胸は21例（2.7％）で男性20例，女性1例であった。患側は右9例，左9例，両側3例であった。

手術適応除外因子は，低肺機能が11例，腎障害3例，悪性疾患術後2例，肝障害2例，大動脈瘤合併1例，脳障害1例であった（表2）。

治療経過をみると，全例にドレナージがなされ，ドレナージ期間は28～173日（平均59日）であった（表3）。

気管支鏡下気管支塞栓術は21例中18例に施行されていた。1回が9例，2回が7例，3回が2例に施行された。11例に有効であった。

胸膜癒着療法は，OK-432を使用しており7例に施行して2例は抜管可能となった。胸腔鏡下嚢胞内充填術[3)]は胸腔鏡下に嚢胞内にフィブリン糊を充填する方法で，症例6と14の2例に施行した。症例6は糖尿病性腎症でBUN 60と高値であり，気管支鏡下気管支閉塞術で空気漏れは改善せず，局所麻酔下にフレキシブル胸腔鏡で観察して肺尖

表3 難治性気胸の治療

症例	年齢，性別	患側	ドレナージ	閉塞術	癒着術
1	58歳，男	右	38日	1回	−
2	60歳，男	左	35日	1回	−
3	74歳，男	左	125日	2回	−
4	61歳，男	両	41日	−	＋
5	59歳，男	右	28日	1回	−
6	58歳，男	左	58日	1回	−
7	54歳，男	右	73日	2回	−
8	67歳，男	左	174日	1回	−
9	76歳，男	左	67日	3回	−
10	72歳，男	左	40日	2回	＋
11	73歳，男	右	32日	1回	＋
12	51歳，男	左	25日	1回	＋
13	59歳，男	左	36日	2回	＋
14	82歳，男	両	54日	−	＋
15	15歳，男	両	45, 22日	2回	−
16	59歳，男	左	124日	1回	−
17	66歳，女	右	38日	2回	＋
18	85歳，男	右	70日	3回	−
19	51歳，男	右	41日	1回	−
20	75歳，男	右	36日	2回	−
21	61歳，男	右	88日	−	−

表4 手術症例

症例	年齢，性別	患側	合併疾患	予後	備考
12	51歳，男	左	大動脈瘤	良好	
13	59歳，男	左	肺線維症	良好	
15	15歳，男	両	ネフローゼ	良好	
18	85歳，男	右	肺気腫	良好	
19	51歳，男	右	肝硬変，糖尿病	良好	再開胸

囊胞の根部より空気漏れの部分が確認でき，鉗子口より囊胞へ細径チューブを穿刺してフィブリン糊を充填した．本法で直後より空気漏れは消失して改善した．他の1例はドレナージ，胸膜癒着術で効果は少なく，囊胞内充填術後に空気漏れは減少して抜管可能となった．

症例21は，心筋症と肺気腫による低肺機能で全身麻酔不可能であり，局所麻酔下に胸腔鏡で観察した．約3カ月の経過の空気漏れであり，瘻孔部分が確認できその部分にスポンゼルとフィブリン糊を充填して直後より空気漏れは消失した[5]．

開胸手術となったのは5例（表4）で，症例12は大動脈瘤を合併しており気管支塞栓術，胸膜癒着術でも改善せず手術とした．周術期の血圧の変化を心配したが，問題なく経過した．症例13も2回の気管支塞栓術でも改善せず，肺線維症で$PaO_2$63mmHgと低値であったが開胸手術で術後17日に退院した．症例15は，ネフローゼ症候群でステロイド長期投与中で2回の気管支塞栓術でも改善せず42病日に開胸手術としたが，腎機能悪化や感染もなく術後経過は順調であった．症例18は，85歳の超高齢者気胸であり3回の気管支塞栓術を施行したが改善せず，66病日に開胸手術を施行して軽快した．術後経過は順調であり重篤

な合併症は認めなかった。症例19は，肝硬変で気管支塞栓術で改善せず41病日に開胸した。術後2日に術後血胸で再開胸となった。

予後をみると，症例3，8の2例がそれぞれ呼吸不全で死亡した。症例3は，肺線維症で呼吸器科外来で経過観察中に左自然気胸を発症し，ドレナージで改善せず22病日，45病日の2回の気管支塞栓術を施行したが，空気漏れは持続し，その後膿胸となり人工呼吸管理となり，125病日に気胸は改善しないままに呼吸不全で死亡した。

症例8は，3回目発症の陳旧性肺結核による低肺機能症例で56病日に他院より紹介入院して，気管支塞栓術を施行したが，膿胸となり徐々に呼吸不全となり，174病日に呼吸不全死した。その他の症例は軽快退院した。

3. 難治性気胸の治療

難治性気胸の治療（図1）は空気漏れの長期化した状態をいかに改善するかである[6)7)]。手術が第1選択とならない状態であり，まずは胸腔ドレナージが施行され，その後に保存的治療として，胸膜癒着術，気管支塞栓術，あるいは胸腔鏡下治療が施行されても，空気漏れの持続する症例が難治性気胸となる。一般に内科的治療としてドレナージ後の治療は簡便である胸膜癒着術が多用されている。タルク，OK-432，塩酸ドキシサイクリン，薄めたフィブリン糊なども利用されている。自験例では7例中2例に有効であった。

気管支塞栓術は気管支鏡下の処置であり，低肺機能患者も多く酸素投与を十分にしながら施行する。複数回施行例も含めて18例中11例（61％）に有効であった。フィブリン糊を理想的には亜区域レベルに注入することである。成功のコツは，①十分な麻酔，②確実に責任気管支を同定する，③ダブルルーメンの注入チューブを使用する，④鎮咳剤投与などである。

手術適応は良性疾患であることよりpoor risk症例に対しての適応は慎重でなければならない。自

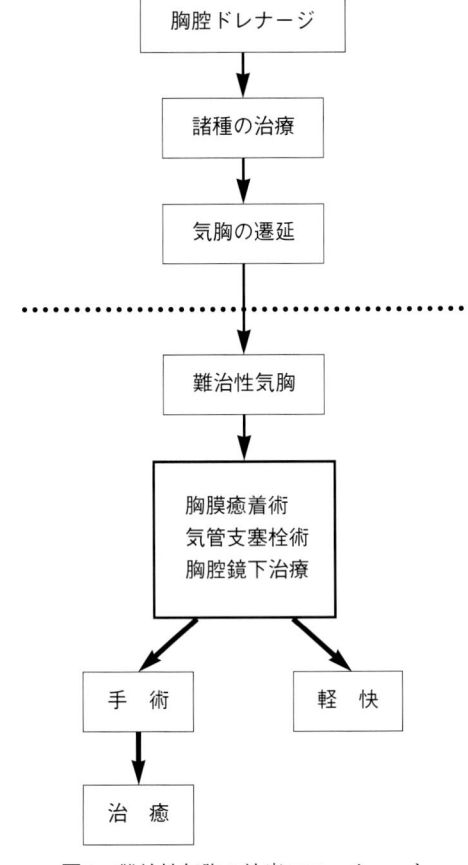

図1 難治性気胸の治療フローチャート

験例21例の中でも全身麻酔を施行した5例以外の16例中7例にはpoor riskながら短時間での全身麻酔は可能と考えられる症例であり，手術適応の決定時期が問題となる。

いたずらに手術時期を延ばすことにより，肺感染症や長期のドレナージで膿胸になったりして手術不可能となる場合もあり，的確な判断が必要で，手術術式も責任嚢胞の処理を主体とした侵襲の少ない術式を選択すべきである。

嚢胞内充填術は，古いタイプのフレキシブル胸腔鏡を使用しての局所麻酔での処置であった。近年，内視鏡下手術も進歩[6)~8)]しており視野の良好な胸腔鏡と進歩した器具により自験例の症例21のように局所麻酔下に胸腔鏡下で観察して瘻孔への処置も可能となってきている。予後は膿胸併発の2例において結局呼吸不全で失っており，ドレナージ期間が長期に及ぶと胸腔内感染の機会

が増加することから,早期に胸腔鏡検査を施行して,さまざまな治療を試み,空気漏れの閉鎖に努力するべきである。

<参考文献>

1) 大畑正昭,大森一光,北村一雄ほか.難治性気胸の治療について.外科治療 1995;72:1022.
2) 林　永規,鈴木亮二,相良恒俊ほか.難治性自然気胸の1例.外科 1994;56:191.
3) 大森一光,大畑正昭.自然気胸の最近の治療法.日胸 1995;53:S111.
4) 日本気胸学会用語委員会編.日本気胸学会用語・規約集.5.金原出版,東京,1998
5) 長坂不二夫,大森一光,北村一雄ほか.局所麻酔胸腔鏡下に気漏孔を閉鎖した遷延性気胸の1例.気胸 1999;2:193.
6) 長坂不二夫,大森一光.自然気胸に対する胸腔鏡下手術.日気食会報 1999;50:549.
7) 大森一光,北村一雄,並木義雄ほか.高齢者自然気胸と胸腔鏡下手術.日胸 1997;56:455.
8) 山中澄隆,大浦裕之,石木幹人.難治性高齢者気胸における胸腔鏡下アプローチ.気胸 1999;2:200.

(大森一光)

9）高齢者自然気胸

はじめに

　高齢者自然気胸は加齢による肺自体の気腫性変化や他疾患合併症例が多く，治療に難渋する場合が多い。若年者では空気漏れの持続や再発性気胸は手術適応として胸腔鏡下手術が施行されるのが一般的であるが，高齢者においてはpoor risk症例も多く若年者と同様の手術適応とはなりえない[1]。
　気胸の治療の原則は，肺の再膨張を促して空気漏れ部位を閉鎖することであり，胸腔ドレナージでも改善しない症例の気漏閉鎖の方法として胸腔鏡下手術を含めた開胸手術以外に胸膜癒着術，気管支鏡下気管支閉塞術などがある。高齢者においては，このような保存的処置を施行したうえでも気漏が持続するような症例が手術適応となる[2][3]。

1．自験例

　高齢者のはっきりした定義はないが70歳以上の症例を高齢者として検討した。
　1998年までに経験した気胸のうち，自然気胸症例は1,319例で，70歳以上の症例は61例で4.6％に相当した。男性56例，女性5例であり，年齢分布は，最高年齢は88歳で，71歳と72歳が各10例で70歳代に多く70～74歳が34例と過半数を占めていた（図1）。右側36例，左側17例，両側同時気胸5例，両側異時気胸3例であった。
　入院回数は複数回入院が9例で，2回2例，3回5例，5回と6回が各1例であった。そのうち3例は両側異時気胸であった。

a．症　状

　発症時の症状は呼吸困難と胸痛が多く，呼吸困

表1　初診時の症状

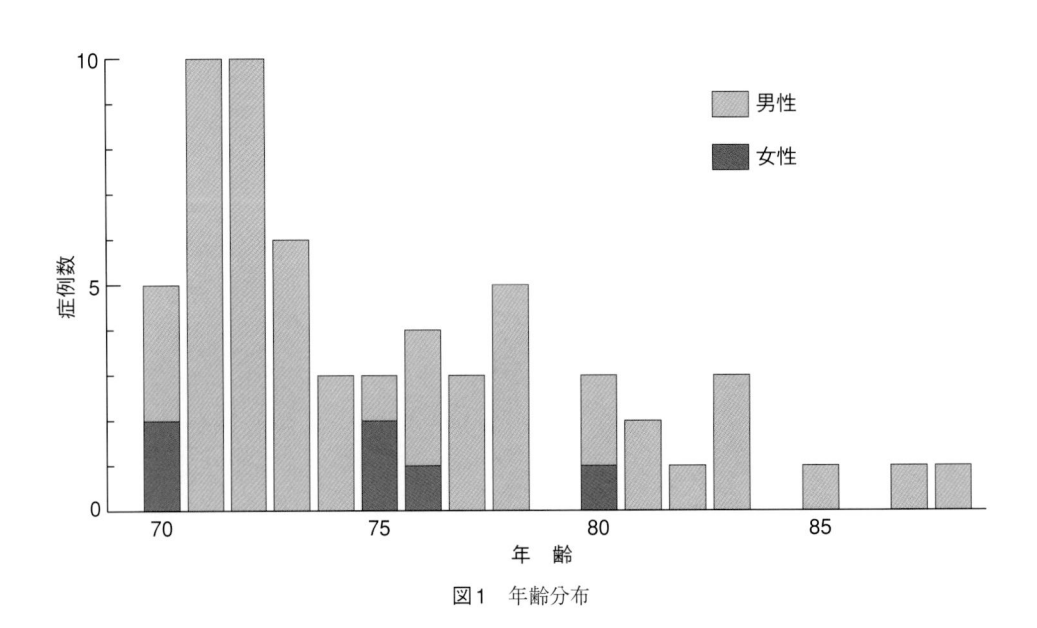

呼吸困難＋胸痛	20
呼吸困難	25
胸痛	10
呼吸困難＋咳嗽	4
呼吸困難＋胸痛＋咳嗽	2
その他	3
無症状	1

図1　年齢分布

表2 手術症例

症例	年齢，性別	発症数	適応	術式
1	73歳，男	3回	気漏27日	開胸
2	73歳，男	3回	気漏43日	開胸
3	77歳，男	4回	気漏18日	開胸
4	71歳，男	2回	肺尖嚢胞	開胸
5	85歳，男	初回	気漏38日	開胸
6	78歳，男	初回	気漏96日	開胸
7	71歳，男	初回	気漏40日	開胸
8	70歳，男	初回	気漏25日	開胸
9	82歳，男	6回	頻回発症	開胸
10	72歳，男	4回	頻回発症	開胸
11	78歳，男	初回	気漏71日	胸腔鏡
12	70歳，男	7回	頻回発症	胸腔鏡
13	80歳，男	2回	気漏30日	胸腔鏡開胸移行

難が25例，呼吸困難と胸痛を訴えた症例が20例，胸痛のみ10例，呼吸困難を訴えたのは51例（84％）であり，胸痛を訴えたのは32例（52％）であった．咳嗽は比較的少なく8例であった（表1）．71歳男性の1例は激しい胸痛のため，胸部X線像で気胸が認められたが，心筋梗塞症の合併の診断で当初CCUに収容された．

b．胸腔ドレナージ

安静で経過をみた2症例を除き59例に76回の胸腔ドレナージ（17例は他院で施行済み）を施行して低圧持続吸引を施行した．

手術症例13例と膿胸を合併した2症例を除くとドレナージ期間は4〜121日，平均19.9日であった．

c．胸膜癒着術と気管支塞栓術

20症例に胸膜癒着療法を施行し，癒着剤として，当初の5例は塩酸ドキシサイクリンを，最近はOK-432を使用している．気管支閉塞術は16例に施行して10例に有効であった．また1例においては局所麻酔下に胸腔鏡下に嚢胞内フィブリン糊充填術を施行して抜管可能となった．

d．手術例

手術施行症例（表2）は13例で，61例中の21％に相当した．空気漏れの持続での適応は9例で，平均43日のドレナージ期間であった．他の3例の手術適応は頻回の再発で，4回，6回および7回の再発を繰り返した症例であり，症例4は肺尖に手拳大の嚢胞がみられた再発症例であった．最高齢の症例5は気管支閉塞術を3回施行したが空気漏れが持続した．85歳の高齢であったが，全身状態良好で66病日に手術を施行して軽快退院した．胸腔鏡下手術を開始したのは症例7以降であり，7例中の5例に胸腔鏡下切除を試みたが2例が開胸手術に移行した．症例8は縦隔側嚢胞で切除困難であった．症例13は嚢胞は切除したが肺損傷による気漏が認められ，開胸して肺縫合を行った．症例10は多発嚢胞，症例11は肺尖癒着で開胸手術を施行した．手術症例に重篤な合併症はなく術後経過は良好であり，術後再発も1例も認めていない．

e．予 後

全症例の予後は，呼吸不全死2例，腎不全による死亡が1例であった．呼吸不全例は74歳男性の低肺機能例で，気管支閉塞術を2回施行したが効果なく，ドレナージ後1カ月で膿胸となり約2カ

月後に呼吸不全で死亡した。他の1例は71歳男性で慢性呼吸不全で加療中に両側気胸となり，気管支閉塞術の効果もなく肺炎を併発し呼吸不全で死亡した。

腎不全症例は72歳男性で，重症糖尿病に合併した腎不全で死亡した。その他の症例は予後良好である。

2. 高齢者気胸の治療

一般に自然気胸の治療は気胸の虚脱度を軽度・中等度・高度と分類して初期治療をし，その後に治療方針を決めている。軽度は安静のみ，中等度では胸腔内圧によりドレナージの適応を決めている。高度ではドレナージを施行する。ドレナージ後の網かけの位置が胸膜癒着術，気管支閉塞，局所麻酔下の胸腔鏡下治療である。その後に胸腔鏡下肺部分切除も含めて手術・治癒，軽快となる（図2）。

高齢者自然気胸においては，肺虚脱が軽度であっても臨床症状の強い場合が多く，加齢性変化で肺機能は低下しており呼吸困難を多く訴える。また胸腔ドレナージが必要となる場合が多く，自験例でも2例を除いて胸腔ドレナージが必要であった。また合併疾患を有する症例が多いことから，開胸手術の適応に到らない場合が多い。最近の麻酔の進歩，術後管理の進歩とさらに低侵襲である胸腔鏡下手術の進歩により，たとえ高齢者でも安全に自然気胸手術が可能との報告があるが，自然気胸は良性疾患であり手術適応は慎重でなければならない。

低肺機能症例や全身麻酔が困難な症例には，硬膜外麻酔や局所麻酔での手術報告[4]もあり，また胸腔鏡下でのフィブリン糊散布[5]，レーザー焼灼[6]，クリッピング[7]などの治療法も確実に進歩している。高齢者気胸においてはドレナージ後の保存的治療が重要である。

手術適応は長期の空気漏れ持続例で，保存的治療に抵抗性の気胸や頻回再発例で全身状態の良好

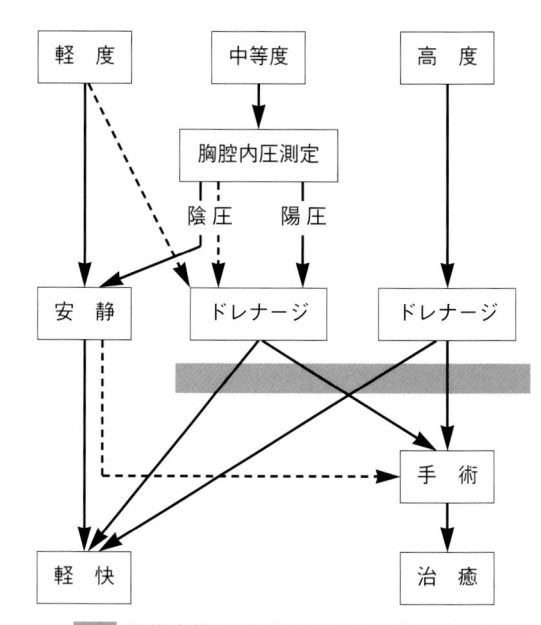

図2 自然気胸治療のフローチャート

な症例である。自験例で手術関連死はなく，術後管理も問題はなかった。

予後は呼吸不全で死亡の2例は長期のドレナージにより膿胸の併発を来して呼吸不全となり死亡したが，低肺機能で手術に耐えない症例であった。長期の胸腔ドレナージは感染症を併発する危険があり，予後を不良にする危険があることから，空気漏れが持続する症例には早期に胸膜癒着術，気管支閉塞術，あるいは局所麻酔下胸腔鏡下治療などの保存的治療を施行すべきである。それでも空気漏れの持続する症例では手術適応を検討すべきである。

3. 症例

80歳の女性。腰痛で入院中に軽度の呼吸困難があり，1週間後に呼吸困難が増強したため胸部X線写真（図3-a）を撮影したところ，右肺の肺尖部分に癒着の見られる気胸を認めた。

血液ガス分析でPaO_2 65mmHg，$PaCO_2$ 47mmHgであり，尿素窒素35mg/dl，クレアチニン1.5mg/dlと腎障害が認められた。空気漏れが2週

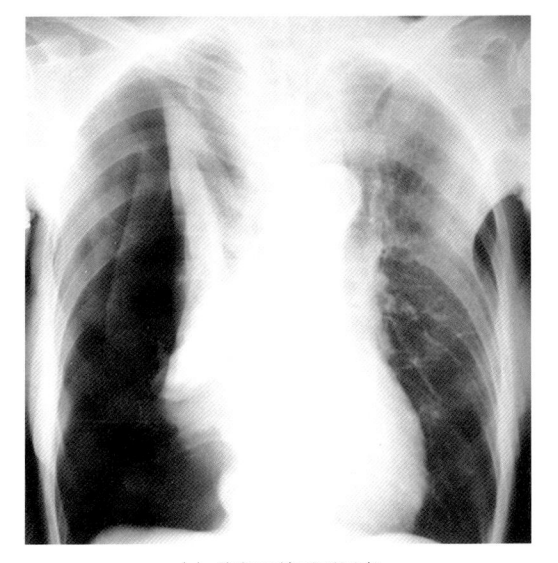

(a) 胸部X線正面写真
図3 症例：80歳，女性

間持続し，気管支塞栓療法を考慮したが患者が承諾せず，硬膜外麻酔での胸腔鏡手術とした．仰臥位に固定して観察すると，肺尖に比較的限局した囊胞（図3-b）が認められた．囊胞をルーピングで処理（図3-c）して空気漏れは停止し，手術操作と患者の状態も問題なかった．

結　語

高齢者気胸は，発症時に呼吸困難，胸痛が強く，早急な胸腔ドレナージが必要な場合が多い．胸膜癒着術，気管支塞栓術や胸腔鏡下治療の組み合わせによる保存的治療で空気漏れのコントロールが不可能な症例が手術適応となる．手術も空気漏れの閉鎖を主体とした術式を選択すべきである．

<参考文献>

1) 大森一光, 大畑正昭. 自然気胸の最近の治療法. 日胸 1995 ; 54（増）: S111.
2) 大森一光, 大畑正昭, 飯田　守ほか. 自然気胸の治療. 日胸 1990 ; 49 : 276.

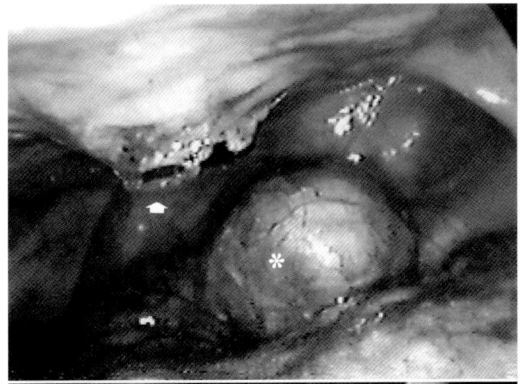

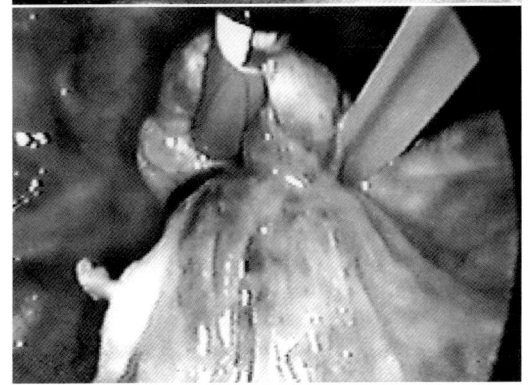

(b) 胸腔鏡所見
限局した囊胞（＊）とトロッカー（↑）

(c) 鉗子で囊胞を把持してルーピングしているところ．
図3 症例：80歳，女性

3) 大畑正昭, 大森一光, 北村一雄ほか. 難治性気胸の治療について. 外科治療 1995 ; 7 : 1022.
4) 鷲尾一浩, 安藤陽夫, 永広　格ほか. 高齢者難治性気胸に対する胸腔鏡下手術についての検討. 気胸 1998 ; 1 : 115.
5) HansenI MK, Kruse-Andersen S, Watt-Boolsen S, et al. Spontaneous pneumothorax and fibrin glue sealant during thoracoscopy. Eur J Cardiothorac Surg 1989 ; 3 : 512.
6) Wakabayashi A, et al. Thoracoscopic treatment of spontaneous pneumothorax using carbon dioxide laser. Ann Thorac Surg 1990 ; 50 : 786.
7) 鈴木一也, 木村泰三, 原田幸雄. 自然気胸における胸腔鏡下ブラクリッピングの検討. 日胸 1992 ; 51 : 105.

（大森一光）

自然気胸に合併した血気胸と治療

はじめに

自然気胸に血胸を伴った病態の発生頻度は，自然気胸の1～8％といわれている[1)～3)]。比較的まれな疾患であり，自然血気胸または特発性血気胸とも呼ばれている。1828年にLannecが剖検で初めて明らかにし，1876年にWhittakerが胸腔穿刺で治癒せしめた症例を報告した。

本邦では1935年に中山[4)]が1,400mlの出血のみられた男性を胸腔穿刺で治癒せしめた症例報告が最初である。自然気胸と異なり胸腔に大量出血するとショック状態となり緊急手術の対象となる場合も多い[2)5)6)]。しかしながら，軽度の血液がドレナージされる場合や手術時凝血塊が認められる場合もある。どの程度の出血を血気胸と呼ぶかの定義はない。症例報告は出血性ショックとなった緊急手術施行例が多く，出血量も1 l 以上の症例が多い。われわれは，少なくとも400ml以上の出血が認められる場合を血気胸と考えている[2)]。

1. 自験例

平成10年末までに経験した自然気胸症例は1,319例で，同時期の血気胸症例は39例で3％に相当した。男性37例，女性2例で年齢分布は20歳代が24例で通常の自然気胸と類似していた（図1）。

血気胸症例を1,000ml以上の出血群（大量群）と1,000ml未満の出血群（少量群）で分類して比較すると（表1），大量群が25例，少量群が14例であった。

初発症状は，39例中の34例が胸痛を訴えており，17例が胸痛と呼吸困難で4例が呼吸困難のみであり，1例は咳嗽のみで，2群間に初発症状の差はみられなかった。一般の自然気胸より胸痛を主訴とする症例が多く，胸痛の程度も強かった。経過中にショック症状を呈した症例は9例あり，

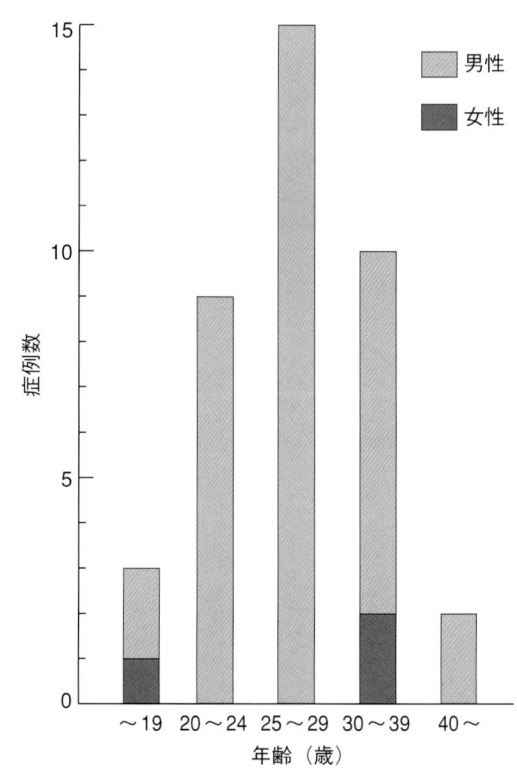

図1 自然気胸に合併した血気胸の年齢分布

表1 出血量と手術

	症例数	ショック	緊急手術	手術例	出血部位確認
1,000ml以上	25例	9例	14例	23例	18例
1,000ml未満	14例	0例	0例	14例	8例

全例大量群であった。最大出血量は，ドレナージで3,500ml，胸腔内に1,500mlの合わせて5,000mlの出血例であった。

大量群の2例以外は全例手術を施行しており，大量群の14例は緊急手術であった。ショック症状を呈した9例中の7例が緊急手術例であった。14例中の8例にactiveな出血が認められた。また大量出血群手術例23例中の18例が出血源の確認が可能で，少量出血群14例中の8例に出血部位の確認が可能であった。非手術の2例は，1例は古い症例で胸腔ドレナージは施行せず，胸腔穿刺で1,500mlの血液が吸引され，完全に排液されて以後空気漏れもなく，低肺機能であることから手術を施行しなかった。他の1例は30歳男性で，ドレナージで1,000mlの出血が認められたが，空気漏れもなく，本人が手術を希望しなかった。

37手術例中の33例に肺尖部分を中心とした気腫性肺嚢胞がみられ，部分切除が行われた。1例が上葉全体に気腫性変化があり上葉切除，1例が経過が長く肺剥皮術が必要であった。最近の4例は，胸腔鏡下手術での待機手術であった。1例は癒着のために開胸手術へ移行している。

合併症は1例が呼吸不全となったが改善し，遷延性のair leakageが1例，輸血後の肝障害が1例で，術後再発もなく予後は良好である。

2．診　断

診断は比較的容易で，通常の気胸と同様に突然の胸痛，呼吸困難，咳嗽で発症し，胸部X線像で肺の虚脱と鏡面像が確認できれば血気胸が疑われ，穿刺や胸腔ドレナージで血液が採取されれば診断が得られる。胸腔内の出血が多くショック状態で発症する症例もある。自然気胸の発症後，時間が経過していると，胸水が貯留し鏡面形成を呈することがある。胸腔内貯留液が血液であることを証明し，出血量が400ml以上であることが必要である。鈴木ら[5]は血性胸水と血胸との鑑別も困難であり，採取液のヘモグロビンが少なくとも8g/dl以上必要であると述べている（表2）。

表2 自然血気胸の診断基準

1） 胸腔内に400ml以上の出血
2） 採取液のHbが8g/dl以上
3） 自然気胸（肺の虚脱）を認める

胸部理学的所見では，患側肺の呼吸音の減弱や打診で凝血塊による濁音を呈する部分がみられる。しかしながら，胸痛，呼吸困難が自然気胸より強く[2]，ショック症状を呈していると心筋梗塞や肺梗塞などとの鑑別が必要となる。

3．発生原因

気胸の発症により，壁側胸膜と肺の癒着部分が剥離されて，その中に含まれていた血管が引きちぎられて壁側から出血するとの説が多い[3,7]。

Deatonら[8]は，これらの血管は壁が薄く内皮と瘢痕組織からなり筋層を欠損しているために，血管の破綻が生じても血管収縮が起こらず胸腔内陰圧も加わって出血しやすいといわれる。しかし異常血管による出血の報告もみられる。Fryら[3]は9例中の1例に破綻した嚢胞の出血例を，浅井ら[9]や渡辺ら[10]の報告では，嚢胞壁や異常血管からの出血であるとしている。自験例で出血部位の明らかな症例はいずれも，壁側胸壁からの出血であった。

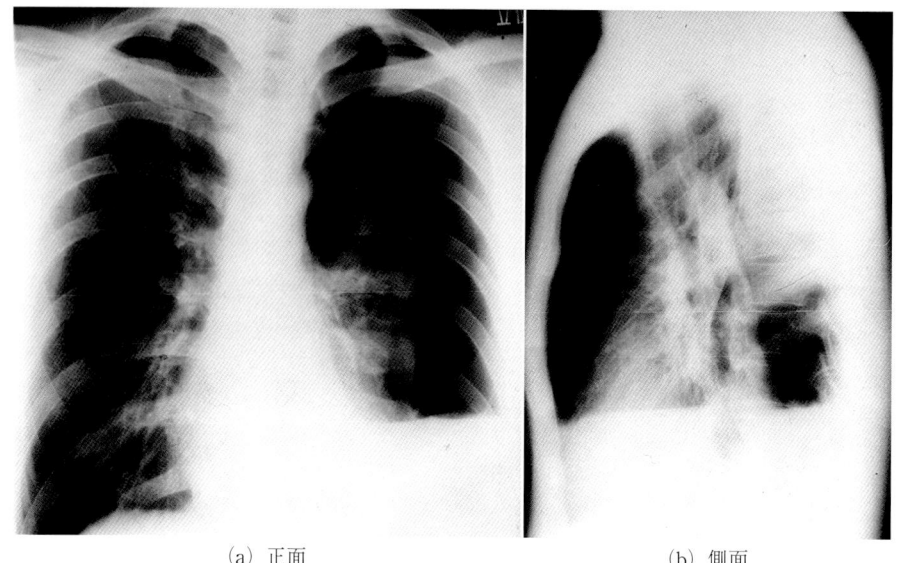

(a) 正面　　　　　　　　　(b) 側面

図2　胸部X線像
左肺の虚脱と鏡面像を認める。

4. 治療

　治療の主体は，胸腔内の出血部の止血および肺の再膨張を促すことであり，初期治療は胸腔ドレナージが第1選択となる。持続吸引して肺を胸壁と接触させることにより止血を期待するのが基本である。持続吸引の陰圧を加えることにより出血を助長すると危惧する意見もあるが，胸壁と肺の接触による止血効果の方がはるかに大きい。ドレナージ後に持続性に出血する場合は緊急手術を考慮すべきである。出血性ショックである場合は当然出血性ショックの治療を施行することは言うまでもない。胸腔ドレナージを2〜3本留置し，20cmH$_2$O以上の吸引圧が必要との意見もあるが，1本のドレナージで吸引できないような出血では緊急手術の適応である。

　胸腔ドレナージ後に胸部X線検査で経過観察し，胸部CT検査で胸腔の凝血塊や嚢胞の有無について検索する。手術適応については，全身状態が不良でないかぎり全例手術適応であり，手術を施行することにより，①止血と凝血塊の排除，②嚢胞部分の切除で空気漏れの閉鎖，③胸膜肥厚を残すことなく肺の再膨張が期待できる，④入院期間の短縮，などの利点がある。

　出血持続例の手術適応は問題ないが，胸腔穿刺や胸腔ドレナージでの治癒例の報告があり，また胸腔に凝血塊が残存しても吸収消失の可能性があることから，凝血の存在のみでは手術適応でないとの意見もある[11]。しかしながら胸腔内の凝血塊は4〜6週で胼胝を形成して再膨張を阻害し肺剥皮術が必要になったり，癒着の原因ともなりうるので早期の手術が必要である。

5. 症例（図2-a, b）

　27歳，男性。突然の左胸痛と呼吸困難を訴えて近医を受診し，自然気胸の診断で来院した。胸部X線像で左肺の虚脱と鏡面形成がみられて，血気胸の診断で入院した。胸腔ドレナージを施行して，550mlの血液が認められた。その後出血は認めなかったが，空気漏れが持続し手術を施行した。腋窩切開で開胸すると胸腔内に肺尖から縦隔に索状の癒着があり，一部の索状物が切断されており，30gの凝血塊が肺尖部分に認められた。肺尖に小指頭大の嚢胞がみられ自動縫合器で切除した。

＜参考文献＞

1) Hambert P, Ohresser P, Arnaud A, et al. L'hemopneumothorax spontane idiopathique. Ann Chir 1971 ; 25 : 538.
2) 大森一光, 大畑正昭, 奈良田光男ほか. 特発性血気胸28例の経験. 日胸外会誌 1988 ; 36 : 1059.
3) Fry W, Rogers WL, Crenshaw GL, et al. The surgical treatment of spontaneous idiopathichemopneumothorax. Anm Rev Tuberc 1955 ; 71 : 30.
4) 中山恒明. 特発性血気胸の1例. 日外会誌 1935 ; 36 : 2080.
5) 鈴木隆三, 板谷久雄, 枡田紀男ほか. 出血性ショックに陥った特発性自然気胸の1治験例. 胸部外科 1974 ; 28 : 709.
6) 梅津英央, 知元正行, 田村元彦ほか. 大量出血を伴った特発性血気胸症例の検討. 気胸 1999 ; 2 : 91.
7) Ross CA. Spontaneous hemopneumothorax. J Thorac Surg 1952 ; 23 : 582.
8) Deaton WR Jr, Johnston FR. Spontaneous hemopneumothorax. J Thorac Cardiovasc Surg 1962 ; 43 : 413.
9) 浅井康文, 吉野勝男, 加賀谷闊ほか. 先天性血管異常に起因すると考えられた自然血気胸の1例. 日胸 1975 ; 34 : 703.
10) 渡辺洋宇, 森 明弘, 佐藤日出男ほか. 緊急手術を必要とした自然血気胸の1例. 日胸 1975 ; 34 : 226.
11) 荒木高明, 鈴木光子, 千治松洋一ほか. 自然血気胸5例の治療成績. 日胸 1980 ; 39 : 895.

〔大森一光〕

Spontaneous pneumothorax

6 肺の気腫性疾患に対する外科治療

1）肺気腫に対する外科治療の歴史

はじめに

　最近，重症慢性閉塞性肺気腫に対して気腫肺を切除またはレーザー焼灼により肺容量を減少させQOLの改善を得ようする，いわゆるlung volume reduction surgeryが臨床上脚光を浴びているが，肺気腫に対する外科的治療は古くから種々の試みがなされてきた．今世紀における肺気腫に対する外科治療の足跡を辿ってみたい．

1．肺気腫に対する外科治療の変遷

　今世紀はじめ，肺気腫が胸郭の変形によって起こり，拡大した胸郭を縮小することが肺気腫の治療につながるという考えから，costochondrectomy（肋骨肋軟骨切除術）がFreund[1)]，Seidel[2)]，Phillips[3)]，Lilienthal[4)]らによって1908〜1929年にかけて行われた．ついで，1920年代後半〜1940年代にかけて，前者と同様の理由によりthoracoplasty（胸郭成形術）や横隔神経切除術が行われた．Allison[5)]はこれらの術式によって換気量を増加させることができたと報告している．
　1924年，Reich[6)]は当時肺結核の治療として行われていた人工気腹が肺気腫にどのような効果を及ぼすかを検討し，気腹によって横隔膜は挙上し，呼吸苦が軽減し，チアノーゼが消失することを認め，気道分泌物の排出が容易となったことを認めている．Carterら[7)]は，労作時呼吸困難を訴えていた肺気腫を伴う肺結核患者が気腹によって横隔膜が挙上し，運動耐容能が増加し，残気量が減少することを認めている．Koryら[8)]は気腹後に心拍出量が10〜30％減少したことを明らかにするとともに，気腹による末梢静脈圧の低下に基づく静脈還流が増加することを認めている．
　1950年代には，肺気腫の一環としての気管支喘息に対する治療法として中山恒明教授[9)]は頚動脈球摘除術の効果を報告し，この術式はOverholt[10)]，Plangger ら[11)]によって追試され賛同を得ている．このコンセプトは，その後Rienhoffら[12)]によって行われた肺神経叢切除術につながるものである．
　肺気腫のなかでもfocal emphysemaとして分類される気腫性嚢胞に対する外科療法としてまず最初に行われたのは，AlexanderらによるMonaldi法を応用した嚢胞内ドレナージであり，これは巨大気腫性嚢胞に対する治療法として，1949年Headら[13)]，Knudsonら[14)]によって引き継がれている．1937年，Fieldら[15)]は嚢胞内に硝酸銀を注入することによって嚢胞を縮小させることを試みた．ついでendocutaneous flapによって嚢胞を重畳する，Eloesser法[16)]が行われた．
　気腫性嚢胞に対する嚢胞を含めた肺葉切除は1940年代後半Burnett[17)]，Moersch[18)]，Clagett[19)]らによって行われたが，多くの症例において健常肺

表1　肺気腫に対する外科的治療の変遷

年	術式	提唱者
1908～1929	Costochondrectomy	Freud, Seidel, Phillips
1920～1940	Thoracoplasty & phrenicotomy	Pearson, Alliso
1924	Aitificial pneumoperitoneum	Lilienthal, Reich, Carter, Kory
1931	Eloesser's operation	Eloesser
1934	Monaldi法による囊胞内ドレナージ	Alexander
1937	硝酸銀の囊胞内注入	Field
1938	肺神経叢切除術	Rienhoff
1940～	気腫性囊胞を含めた肺葉切除	Burnett, Moersh, Clagett
1945	肺胸膜のplication	Nissen
1947	Naclerio & Langer法	Naclerio, Langer
1950	Glomectomy（頚動脈球摘除）	Nakayama, Overholt
1952	囊胞を含めた肺部分切除	Miscall, Duffy
1952	気腫性囊胞切除，肺自律神経切除，タルク末散布	Crenshaw
1959	末梢気腫肺切除縫縮（lung volume reduction）	Brantigan & Mueller
1960～1980	気腫性囊胞切除，縫縮	
1980～	自動縫合器による囊胞切除	
1986～	Lung transplantation	Cooper, et al
1989	気腫性囊胞のレーザー焼灼	Boutin, Wakabayashi
1994～	Thoracoscopic laser pneumoplasty	Wakabayashi
1994～	Bilateral pneumectomy（lung volume reduction）	Cooper, et al

の犠牲が大きかった。気腫性肺囊胞では機能している肺を残すことが重要であり，そのためには肺葉切除や区域切除よりも肺部分切除が選択された[20]。

1945年，Nissen[21]はplication，臟側胸膜を縫縮する方法を提唱し，1947年，Neclerioら[22]は肺囊胞を切除し囊胞壁により重畳する方法を考案し，術後のair leakを減少させた。当時の肺気腫に対する外科治療は，主として巨大肺囊胞に対する囊胞切除，縫縮術が主流であり，囊胞に高度のびまん性閉塞性肺気腫を伴うものに対しては，手術適応から除外されるような傾向にあった。

1952年，Crenshaw[23]は肺囊胞を切除した後，肺の迷走神経の切除と第3～第9胸部交感神経節切除，胸壁胸膜切除，タルク末を散布するという，いわゆるCrenshaw手術を推奨し，本邦においても佐藤ら[24]によって追試された。これらの術式によって臨床的な改善例が数多く報告されているが，その客観的な評価判定は困難であった（Conollyら[25]，Gaenslerら[26]，Benfieldら[27]）。

1959年，Brantiganら[28][29]は気腫性囊胞を伴う重症肺気腫に対して最も機能の低下した末梢の気腫肺の30～40％をwedge切除，縫縮し，残存肺容量が深吸気位において胸腔のspaceの容量に一致するよう肺容量を減少させ，これによって，細小気道を限局性に引っ張ることによって放射線状の低下した牽引力を復元し，障害された呼吸生理学的メカニズムを回復させ，さらに肺の迷走神経のすべての枝を結紮切断し，交感神経は肺動脈，気管支周囲をstrippingすることによって遮断した。このようなdenervationによって気道分泌の減少を図った。この手術は3カ月後に対側に行った。本法を33例に施行し，6例の術後死亡を報告しているが，生存例では全例自覚症状の改善をみている。

Brantiganはこの手術を8年間の施行錯誤の研究の結果企画したものであり，idiopathic hypertrophic obstructive pulmonary emphysemaの患者に行い，生理学的理論に基づいた改善を目的と

したもので，決して病的組織の除去を目的としたものではないと明言している．しかし，術後死亡率が18.2%ということで，このBrantiganの手術は日常臨床に用いられなかった．

その後はbullous emphysema，とくに巨大気腫性嚢胞に対する外科手術，すなわち嚢胞切除術，肺縫縮術が主として後側方開胸下に行われ，両側の場合には胸骨縦切開による両側同時手術が行われるようになった．しかし，その適応選択に際して，重症のびまん性肺気腫を合併するような症例に対しては適応から除外することが多かった．筆者らの巨大気腫性肺嚢胞に対する1960年代からの30数年にわたる100例の手術適応や手術法の変遷をみても[30]，初期の1960年代は主として肺葉切除を行っていたが，1970年代にはNaclerio-Langer法による嚢胞の切除縫縮，ついでステープラの登場と，残した嚢胞壁からの癌の発生頻度が高いことから，1980年代後半からは健常部分を含めての嚢胞の完全切除を行ってきた．また，巨大嚢胞に対する手術適応も，びまん性肺気腫を合併するような低肺機能者は除外する傾向にあったが，1980年代後半より胸骨縦切開による両側同時手術を行うようになってから，びまん性肺気腫を合併するHugh-Johns IV度，V度の症例にも適応を拡大するようになり，本邦においてもその成績は安定した報告がみられるようになった．

1985年，トロントにおけるCooperらのTronto Lung Transplant Group[31)32)]による肺移植の成功とともに，肺移植の臨床例は年々増加し，しかも1996年1月までの肺移植例5,208例のうち，適応疾患の29%が慢性閉塞性肺疾患(肺気腫)であり，肺気腫に対する外科療法としての肺移植の役割を見過ごすことはできない．

1989年Boutin[33)]，そして同年Wakabayashiら[34)35)]は反復性気胸に対して気腫性嚢胞を胸腔鏡下に電気凝固による処理を行うことを報告し，1990年にはCO_2レーザーを用いてブレブおよびブラの焼灼を行い，さらに1995年にはYAGレーザーに変えるとともにステープラを用いて嚢胞の切除と気腫肺部分のYAGレーザー焼灼によるvolume reductionを行っている[36)]．主として気腫性嚢胞を合併した肺気腫患者1,000例にこのような術式を行い，1秒量の改善率31%と4.8%の手術死亡率を報告している[37)]．

1995年Cooperら[38)]は，慢性閉塞性肺気腫に対して胸骨正中切開による両側肺切除を20例に行い，1秒量の改善率82%，手術死亡0で，患者の自覚症状を著しく好転させたことを報告してから，重症肺気腫に対するvolume reduction surgeryの幕が開けられた．しかし，Cooperのコンセプトは1959年のBrantiganにさかのぼることができる．すなわち，重症肺気腫患者に肺移植を多数行ってきたCooperは，Brantiganの行った肺切除の効果を重症肺気腫患者に行った肺移植で，recipientの巨大な胸腔に肺を移植した後，胸郭が急速に適合することを認め，これはまさにvolume reductionであるとした．さらに重症肺気腫50例以上の一側肺移植の経過中に一側肺換気によるガス交換能が適当に保たれ，心肺バイパス装置のサポートを必要としなかったことから，一側肺のdecompressionと対側肺の換気によってガス交換が完全に行われることを示しており，肺気腫によって高度に障害された肺が，適当な換気をされる場合には申し分のないガス交換能力をもっているという驚くべき事実を見い出した．

このような経験からCooperらは胸骨正中切開によって両側気腫肺の切除を行うことを決心した．このアプローチはすでに両側巨大ブラに対して良好な成績をあげていたからである[39)]．この方法をCooperは「bilateral pneumectomy」と命名し，20例の重症肺気腫患者に行い，82%の1秒量の改善と手術死亡0という成績を1994年，New Yorkにおける第64回Annual Meeting of the American Association for Thoracic Surgeryにおいて報告した[38)]．また，両側肺のvolume reductionを「bilateral pneumectomy」と命名したことについて，1933年のアメリカ胸部外科学会のannual meetingにおいてDr. GrahamとDr. Lilientalの論争に言及し，当

時，Dr. Lilientalが肺肉腫に対する一側肺切除を"pneumonectomy"と名付けたのに対し，Dr. Grahamは同様の手術をOxfordその他の辞書から"pneumectomy"とすると反論した．これに対して，仲裁役のDr. Ceyllonが"pneumectomy"はresection of airを意味するものであり，"pneumonectomy"とすべきであるとした経緯を述べ，今回のvolume reductionは気腫肺を切除するという意味でまさに，"pneumectomy"そのものであるとして，bilateral pneumectomyというtermを用いたようである．

肺気腫に対するvolume reductionの術式として，胸腔鏡下に行うVATS術式（video-assisted thoracic surgery）と胸骨縦切開による手術の優劣については多くの報告があり，CooperらのVATS法に対する見解は，VATSでは最小限の麻酔時間で両側肺の手術ができないこと，触診ができないこと，切除範囲を選択する前に肺のすべての領域を検索することができないこと，air leakの処置が難しいことなどを挙げている．

Cooperらの肺の肺容量減少手術volume reduction suregery（VRS）はわが国においても早速導入され，レーザーablation法，lung plication法とともに広義の肺容量減少手術として日常臨床に応用されつつある．

1999年3月，日本呼吸器学会によるCOPD診断と治療のためのガイドラインによれば，肺気腫に対する外科療法の適応について，絶対的条件と相対的条件を挙げているが，画像診断では肺全体にびまん性に気腫化の及んだいわゆるhomogenous typeだけでなく，気腫化がheterogenousで切除対象とすべき部分の選定が可能であるものとしている[40]．いずれにしても，手術後のQRSの改善は目を見張るものがあり，今後長期の機能の改善を慎重なfollowを期待したい．

おわりに

肺気腫に対する外科的治療法としての，costochondrectomy，横隔神経切除術，人工気腹，肺自律神経切除術，頚動脈球摘除術，気腫性嚢胞切除縫縮術，Crenshaw手術，Brantigan手術，胸腔鏡下気腫肺ablation，肺移植そしてbilateral pneumectomyに至る今世紀の先人の足跡を辿ることによって，最近のlung volume reduction surgeryが一貫して呼吸器外科医が開拓した理念の上に成り立っていることを強調したい．

<参考文献>

1) Freund WA. Zur operativen Behandlung gewisser Lungenkrankheiten insbesondere des auf starrer Thoraxdilatation beruhenden alveolaeren Emphysem. Z Exp Path Ther 1906 ; 3 : 479.
2) Seidel H. Bemerkungen zur Chondrektomie bei Emphysem infolge starrer Thoraxdilatation. Beit Klin Chir 1908 ; 58 : 808.
3) Phillips EW, Scott WJM. The surgical treatment of bronchialasthma. Arch Surg 1929 ; 19 : 1425.
4) Lilienthal H. Thoracic Surgery. Vol 1, Philadelphia : WB Saunders, 1925 : 569.
5) Allison PR. Giant bullous cysts of lung. Thorax 1947 ; 2 : 169.
6) Reich L. Der Einfluss des Pneumoperitoneums auf das Lungenemphysem. Wien Arch Inn Med 1924 ; 8 : 245.
7) Carter MG, Gaensler EA, Kyllonen A. Pneumoperitoneum in the treatment of pulmonary emphysema. N Engl J Med 1950 ; 243 : 549.
8) Kory RC, Roehn PC, Meneely GR, et al. Pulmonary function and circulatory dynamics in artificial pneumoperitoneum. Dis Chest 1953 ; 23 : 608.
9) Nakayama K. Surgical removal of the carotide body for bronchial asthma. Dis Chest 1961 ; 40 : 595.
10) Overholt RH. Glomectomy for asthma. New York J Med 1963 ; 63 : 3372.
11) Plangger E, Ritz W. Die Extirpation des Glomus caroticum als chirurgische Therapie des Asthme bronchiale. Wien Med Wschr 1961 ; 111 : 182.
12) Rienhoff WF Jr, Gay LN. Treatment of intractal asthma by bilateral resection of pulmonary plexus. Arch Surg 1938 ; 37 : 456.
13) Head JR, Avery EE. Intracavitary suctio（Monaldi）in the treatment of emphysematous bullae and blebs. J

Thorac Surg 1949 ; 18 : 761.
14) Knudson RJ, Gaensler EA. Surgery for emphysema. Ann Thorac Surg 1965 ; 1 : 332.
15) Field WH, Rosenberg L. Cystic disease of the lung : Cure of solitary cyst by chemical cauterization. J Tharac Surg 1937 ; 7 : 218.
16) Eloesser L. Congenital cystic disease of the lung. SGO 1931 ; 52 : 747.
17) Stringer CJ, Burnett CA. The surgical treatment of emphysematous bullae. Am Rev Tuber Respir Dis 1956 ; 74 : 856.
18) Moersch HJ, Clagett OT. Pulmonary cysts. J Thorac Surg 1947 ; 16 : 179.
19) Clagett OT. Surgical treatment of emphysematous bullae. Dis Chest 1949 ; 15 : 669.
20) Miscall L, Duffy RW. Surgical treatment of bullous emphysema. Dis Chest 1953 ; 24 : 489.
21) Nissen R. Reconstructive operation of air cyst of the lung. Rocky Mountain Med J 1945 ; 42 : 282.
22) Neclerio E, Langer L. Pulmonary Cysts : Special reference to surgical treatment of emphysematous blebs and bullae. Surgery 1947 ; 22 : 516.
23) Crenshaw GL, Rowles DF. Surgical management of pulmonary emphysema. J Thorac Surg 1952 ; 24 : 398.
24) 佐藤陸平, 長谷川一郎, 橋本兼太郎ほか. 大および巨大気腫性嚢胞の切除とその遠隔成績. 日本臨床 1961 ; 19 : 2121.
25) Conolly JE, Wilson A. The current status of surgery for bullous emphysema. J Thorac Cardiovasc Surg 1989 ; 97 : 351.
26) Gaensler EA, Jederlinie PJ, Fitzgerald MX. Patient work up for bullectomy. J Thorac Imaging 1986 ; 1 : 75.
27) Benfield JR, Cree EM, Pellett JR, et al. Current approach to the surgical management of emphysema. Arch Surg 1966 ; 93 : 59.
28) Brantigan OC, Mueller E. Surgical treatment of pulmonary emphysema. Am Surg 1957 ; 23 : 789.
29) Brantigan OC, Mueller E, Kress MB. A surgical approach to pulmonary emphysema. Am Rev Respir Dis 1959 ; 80 : 194.
30) 大畑正昭. 胸骨正中切開による両側巨大嚢胞の切除. 第35回日本胸部疾患学会総会サテライトシンポジウム「肺気腫の外科的治療」, 1995 ; 5月3日, 名古屋.
31) The Tronto Lung Transplant Group. Unilateral transplantation for pulmonary fibrosis. N Engl J Med 1986 ; 314 : 1140.
32) Cooper JD. St Louis International Lung Transplant Registry. January 1996, report.
33) Boutin C. The laser in thoracoscopy. Pneumologie 1989 ; 43 : 96.
34) Wakabayashi A. Thoracoscopic ablation of blebs in the treatment of recurrent or persistent spontaneous pneumothorax. Ann Thorac Surg 1989 ; 48 : 651.
35) Wakabayashi A, Brenner M, Wilson AF, et al. Thoracoscopic treatment of spontaneous pneumothorax using carbon dioxide laser. Ann Thorac Surg 1990 ; 50 : 786.
36) Wakabayashi A. Expanded application of diagnistic and therapeutic thoracoscopy. J Thorac Cardiovasc Surg 1991 ; 102 : 721.
37) Wakabayashi A. Thoracoscopic laser pneumoplasty in the treatment of diffuse bullous emphysema. Ann Thorac Surg 1995 ; 60 : 930.
38) Cooper JD, Trulock EP, Trianta fillou AN, et al. Bilateral pneumectomy (volume reduction) for chronic obstructive pulmonary disease. J Thorac Cardiovasc Surg 1995 ; 109 : 106.
39) Lima O, Ramos LD, Biasi P, et al. Median sternotomy for bilateral resection of emphysematous bullae. J Thorac Cardiovasc Surg 1981 ; 82 : 892.
40) COPD（慢性閉塞性肺疾患）診断と治療のためのガイドライン. 日本呼吸器学会COPDガイドライン作成委員会. メディカルレビュー社, 1999, 3.

（大畑正昭）

2) 巨大気腫性肺嚢胞の病態と治療

はじめに

最近，重症肺気腫に対するlung volume reduction surgery（LVRS）が呼吸器外科臨床で日常的に行われ，しかもその対象からgiant bulla症例が除外されるようになっている。しかしgiant bulla症例は決して少なくなく，両側性でびまん性肺気腫を伴う低肺機能例の治療は必ずしも容易ではない。症例の中には著明な呼吸不全によって不幸な転帰をとるものも少なくない。日本呼吸器学会編集の「COPD診断と治療のガイドライン」（1999）の画像診断の項に，巨大ブラのように気腫性病変が限局したものをもっともよいLVRSの適応としており，外科療法の適応の項においても，肺全体にびまん性の気腫化の及んだhomogenous typeでなく，heterogenousのものが対象として選定されるように述べられている。すなわち，このことからもgiant bullaにびまん性肺気腫を合併するような場合の治療にはLVRSが適応となると思われる。

巨大気腫性肺嚢胞は今世紀なかば頃より外科手術が行われるようになり，その術式も開胸術から最近は胸腔鏡下手術も行われるようになった。巨大気腫性肺嚢胞の成因や病態はまだ十分には解明されてはいない。このような重要な疾患にもかかわらず最近の肺気腫に対するLVRSの陰になって，その手術適応や手術術式に混乱がみられる。今回，自然気胸と関連の深い巨大気腫性肺嚢胞の治療について新しい観点から現状を分析した。

1. 巨大気腫性肺嚢胞の定義

巨大気腫性肺嚢胞の定義は従来から**表1**のように一側胸郭の25％以上とか，1/3以上とかの大きさで規定されているが，大きさだけでは小児や成人にみられる気管支性肺嚢胞の巨大なものと鑑別できない。われわれの教室で巨大気腫性肺嚢胞と診断された症例の中にも術後の詳細な組織学的検索により気管支性肺嚢胞と診断された例がある。したがって，giant bullaは気腫性肺嚢胞であって，しかも大きさの規定を満たすものでなくてはならない。

表1 巨大気腫性肺嚢胞の定義

従来の定義
一側胸郭の1/3以上
一側肺の25％以上
小児頭大

Miller（1947）は気腫性肺嚢胞を「肺胞の破壊を伴う胸膜面から膨出するair cyst」とし，これをbullaとblebに分類しているが，巨大気腫性肺嚢胞はbullaであってblebではない。

2. 肺気腫と巨大気腫性肺嚢胞の分類

肺気腫の分類は小葉中心性肺気腫，汎小葉性およびparaseptal emphysemaが基本形とされ，さらにfocal emphysemaとしてbullous emphysemaが分類されている。一方，巨大気腫性肺嚢胞を形成するものは小葉中心性肺気腫とparaseptal emphysemaであり，Reidは著書「The Pathology of Emphysema」の中で，bullaをlocalized emphysema, limited emphysema, pneumatocele, vanishing lungおよびanepithelial cystなどと呼んでいる。したがって，巨大気腫性肺嚢胞は広い意味では肺気腫にほかならない。

巨大気腫性肺嚢胞の分類には表2のように，Reid（1967）の型状による分類（図1），病変の拡がり，進行による分類，嚢胞内圧による分類などがある。Reidの分類にわれわれの症例をあてはめてみると，80％がReid II型で，I型10％，III型

表2 巨大肺嚢胞の分類

形状による分類：Reid（1967）I，II，III型の分類

病変の拡がりによる分類：限局性巨大気腫性肺嚢胞
　　　　　　　　　　　びまん性進行性気腫性肺嚢胞

びまん性進行性気腫性肺嚢胞の同義語
　　Burk（1937）vanishing lung
　　Martini（1951）idiopathic lung dystrophy
　　Walkup（1955）Diffuses bilaterales hypertrophisches Emphysem
　　Heilmyer（1956）Die progressive Lungendystrophie

嚢胞内圧による分類：大畑（1986）
　　嚢胞内圧が気道内圧よりも著明に高い群
　　嚢胞内圧と気道内圧がパラレルの群

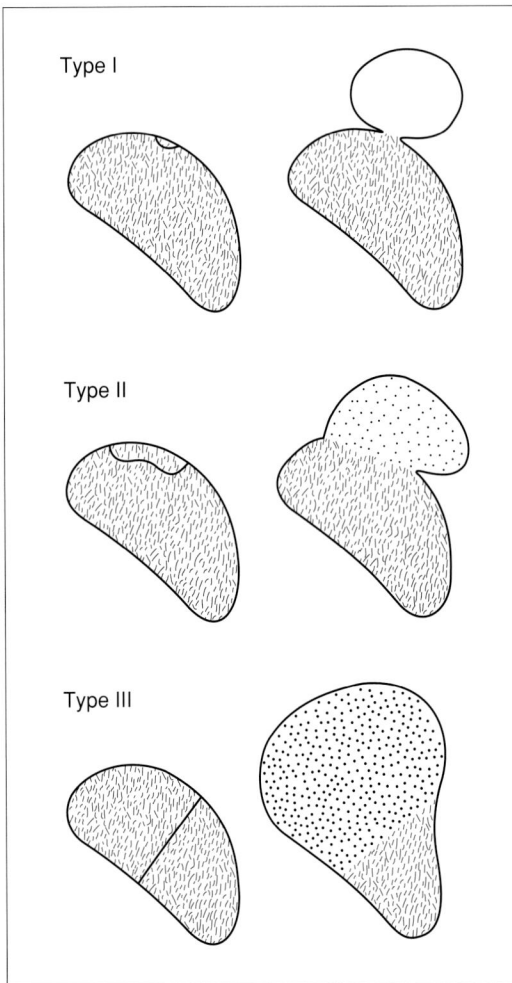

図1　Reidによる巨大気腫性肺嚢胞の分類（1966）

10％であった。病変の拡がり，進行度などから著者は巨大気腫性肺嚢胞を限局性のものとびまん性に進行するものとに分けるべきことを主張してきた。びまん性進行性気腫性肺嚢胞の同義語としては，Burk（1937）のvanishing lung，Martini（1951）のidiopatic lung dystrophy，Heilmyer（1956）のDie progressive Lungendystrophieなどがあるが，進行性に全肺野が嚢胞化していくもので，肺気腫の分類の汎小葉性肺気腫の重症型に一致する。

Reid I 型と II 型に限局性気腫性肺嚢胞が多く，III 型が進行性気腫性肺嚢胞に相当するものと思われる。

嚢胞内圧による分類は，われわれが1986年来提唱しているもので，表3のように，嚢胞内圧が気道内圧よりも著明に高いA群と，嚢胞内圧が気道内圧とパラレルのB群とがあり，A群では嚢胞の増大傾向が著明で，呼吸困難度が高度で，低酸素血症が著明であるのに対して，B群では嚢胞の増大が急激ではなく，自覚症状を欠くものが多く，肺活量の減少は軽度で，低酸素血症も軽度である。以上の分類から，Reid I 型，II 型の限局性で，嚢胞内圧が気道内圧とパラレルのものの予後は，III 型でびまん性進行性で嚢胞内圧の高い群に比べて著明に良好である。

表3　囊胞内圧による巨大気腫性肺囊胞の分類

A群	B群
囊胞の増大傾向が著明	急激には増大しない
呼吸困難度が高い	自覚症状を欠くものが多い
肺活量の減少が著明	肺活量の減少は軽度
1秒量の減少	1秒量の減少
低酸素血症著明	軽度
手術によって症状の改善が著明	手術の効果が顕著でない

A群：囊胞内圧が気道内圧よりも著明に高い群
B群：囊胞内圧と気道内圧がpararellの群

3. 巨大気腫性肺囊胞の成因と病態

　一般に気腫性肺囊胞の成因として挙げられているのは，体質異常，代謝異常，細気管支の炎症，肺尖部肺胸膜の瘢痕のほか，細気管支の異常発芽説などがある。いずれにしても，気腫性肺囊胞が巨大化するためには気道と囊胞の間に交通があり，しかも交通部の弁状機構の存在が考えられる。しかし，Benzerらは気腫性肺囊胞が巨大化するために弁状機構は必須条件ではないとしている。すなわち，胸腔内圧と肺胞内圧の圧関係は，吸気時囊胞内圧が周辺の肺胞内圧よりも高く，呼気時には囊胞内圧が減少することから囊胞から出ていく空気量は減少する。このことは吸気時囊胞に進入する空気量に比し呼気時囊胞から出ていく空気量が少なくなるから，必ずしも気道と囊胞との間に弁状機構や狭窄などがなくとも囊胞は巨大化する。巨大肺囊胞の手術で囊胞を開いた際，囊胞底部に多数の血管，気管支を含めた索状の結合織が交錯しているのを認めるが，この所見からも単一の囊胞が巨大化したのではなく，隣接の肺実質や間質が破壊されながら巨大化したものと印象づけられる。とすると，Abottのように，単に細気管支のみの問題でなく，他にその原因を求めなければならない。

　Crenshawは肺動脈や気管支動脈の変化を一義的に，気管支や肺の弾力性の低下は二次的なものとしている。Lindoskogはcollateral ventilationの障害を挙げ，血管の変化の主役を喫煙に求めている。この喫煙説はFainらも支持し，喫煙が肺胞毛細管の血流量を減少し，肺胞膜の弾力性を低下させるといっている。Alarconはvanishing lungの発生に気管支の狭窄，浮腫，閉塞，肺胞の破壊，肺の血管栄養障害，肺の神経分布の変化のほか，胸膜の変化を強調している。Spencerはvanishing lungの組織像を局所性の汎小葉性肺気腫とし，進行性に肺実質の破壊が起こり，容積を増していくものとしている。

4. 巨大気腫性肺囊胞の組織学的所見

　巨大気腫性肺囊胞の組織所見を数少ない報告例と自験例とでみると，囊胞壁の表面は扁平な一層の内皮細胞（胸膜中皮細胞）で被覆され，その内側に毛細血管がみられ，さらにその内側には膠原線維層があってしばしば炭粉沈着を認める。膠原線維は硝子化し，ところどころに弾性線維の遺残もみられるが，平滑筋はみられない。囊胞底部と肺実質の間には索状の連絡がみられ，この部では細気管支が囊胞内腔と連絡している。これらの所見はMillerのいうbullaの所見に等しく，blebの所見ではない，著者らの走査型電顕による巨大気腫性肺囊胞の超微形態像では，長期間の経過にもかかわらず，胸膜中皮細胞とそのmicrovilliがよく保たれており，囊胞底部においては肺胞の著明な破壊とtrabecula形成，拡大したKohn氏孔を認めている（図2～5）。

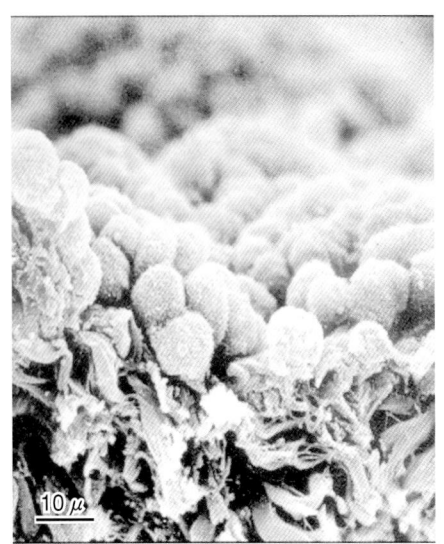

図2　巨大気腫性肺囊胞の囊胞表面の走査電顕像（弱拡大）

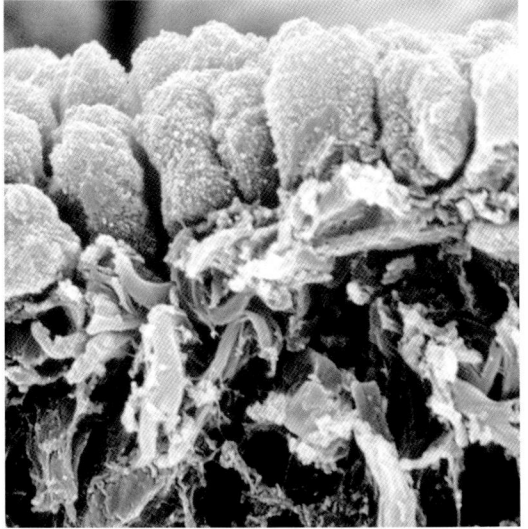

図3　巨大気腫性肺囊胞の囊胞表面の走査電顕像（強拡大）

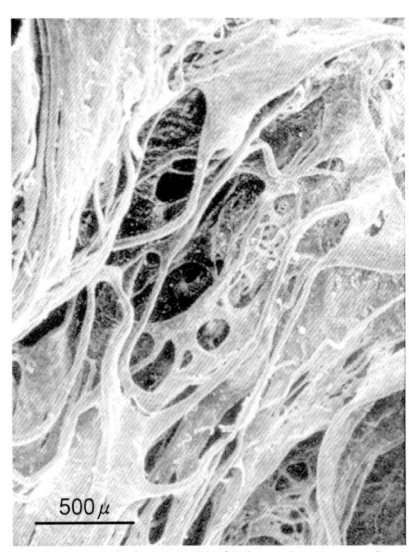

図4　巨大気腫性肺囊胞の底面の走査電顕像（弱拡大）

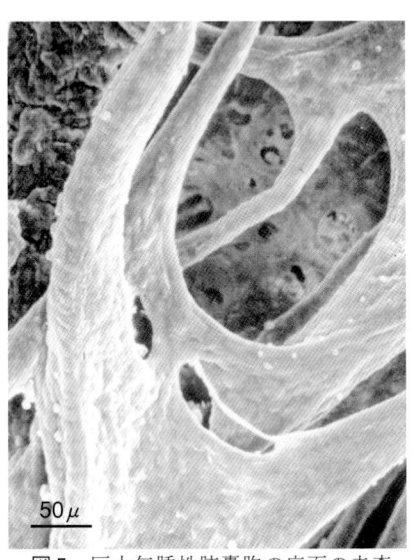

図5　巨大気腫性肺囊胞の底面の走査電顕像（強拡大）

　ちなみに著者らが観察した胸膜下気腫性囊胞と巨大気腫性肺囊胞の組織学的所見の差を表4に示すが，このことからも気胸の原因となる胸膜下のbulla & blebとgiant bullaの発生機序は異質のものと考える．

5．巨大気腫性肺囊胞治療法の変遷

　巨大気腫性肺囊胞の治療法として，今世紀初頭には種々の薬剤を囊胞内に注入して囊胞を消滅させようとする試みが行われ，使用された薬剤としては，リピヨドール，硝酸銀などが用いられた．

　1938年，Eloesserは囊胞内にドレナージを行い，1945年，Nissenは初めて外科的に開胸して囊胞の縫縮を行い，つづいて1947年，Naclerio-Langerは囊胞を開いて小気管支を結紮閉鎖し，囊胞壁の大部分を切除した後，残った囊胞壁で重畳縫縮する，いわゆるNaclerio-Langer法を開発した．著者らも

表4 胸膜下気腫性肺囊胞と巨大気腫性肺囊胞の組織学的所見

胸膜直下気腫性肺囊胞	巨大気腫性肺囊胞
しばしばblebを伴う	blebの形成はみられない
表面（胸膜面）	
胸膜中皮細胞の脱落	胸膜中皮細胞の増生
膠原繊維の露出	microvilli も認める
内面	
膠原繊維の増生	膠原繊維の増生と硝子化,
	炭粉沈着
囊胞底部	
II型肺胞上皮	肺胞の著明な破壊と梁状物
肺胞構造は比較的	拡大したKohn孔
保たれている	細気管支と囊胞の交通

1980年代まではこの術式を好んで用いていたが，この術式の難点は，気漏が多いこと，囊胞壁を遺残することによる肺癌の発生のもとになることなどの理由と，自動縫合器が導入されたため，可能な限り囊胞を肺の健常部から切除する方法をとるようになった。

さらに，1980年代後半より炭酸ガスレーザーやYAGレーザーを用いた囊胞の焼灼も試みられるようになったが，1990年代に入ってビデオ胸腔鏡が導入され，minimal invasive surgery である胸腔鏡下手術が応用されるようになった。

6. 巨大気腫性肺囊胞の手術適応についての見解

従来，本症に対する手術適応としては，一側胸郭の1/3を占めるもの，進行性に増大するもの，自覚症状を有するもの，気胸や囊胞の感染を合併するもの，呼吸機能障害を示すもの，血痰，喀血を認めるものなどが手術の対象となってきた。これに対して，Baldwin, Fain, Violaらは圧排されている肺の状態を取り上げ，他の肺にびまん性気腫が存在する場合には手術適応はないとしてきた。Wesleyは，対側肺の機能低下がある場合には手術は禁忌とし，その検索に肺シンチグラムを応用している。これとは反対に，肺高血圧や肺性心を合併するものや，低酸素血症，気管支炎を合併した症例で手術成功例を認めている。

Harrisは低酸素血症，高炭酸ガス血症，肺高血圧症を伴うものでも術後順調に経過し，著明な改善を認めている。Fitzpatrikは高度肺気腫例の方がかえって術後の成績が良好であったことを述べている。

本邦においては，著者（大畑）が司会した第33回日本胸部外科学会（1985）のシンポジウム「巨大気腫性肺囊胞」において，次のような手術適応の項目がシンポジストのコンセンサスを得た。すなわち，

①すべての巨大気腫性肺囊胞は呼吸困難，気胸，感染などの合併症が起こる前に手術すべきである
②進行性に増大するもの
③呼吸困難を訴えるもの
④囊胞周辺に感染を繰り返すもの
⑤%VCが80%以下になる前に手術する
⑥1秒率は40%以上あること
⑦中下肺野の囊胞は絶対的手術適応であること
⑧明らかなびまん性閉塞性肺気腫を伴う場合は適応から除外する
⑨低酸素血症，高炭酸ガス血症など低肺機能例は必ずしも禁忌ではない

以上の項目の他に，⑩肺癌の合併が疑われる場

合が追加された．しかし，最近の重症肺気腫に対するLVRSの臨床応用によって，前に述べたように巨大気腫性肺囊胞といえども重症肺気腫を合併する場合にはLVRSのよい適応になるものと思われる．

7．巨大気腫性肺囊胞手術のアプローチ

一側性の場合には後側方切開または腋窩切開が行われてきたが，両側性の場合には胸骨縦切開による両側開胸を一期的に行う．その理由は，1970年代の症例で，一側手術後低呼吸機能のために他側の手術を行うことができないままに呼吸不全で失った症例や，一側の手術後，対側の囊胞が急激に増大した経験などから，一期的手術が望ましいと考えている．

また，胸骨縦切開による両側一期手術の利点としては，①肋間動脈，神経や，内胸動脈の損傷が避けられること，②術後の疼痛が軽度で回復が早い，③1回の手術で両側の呼吸機能の改善が一挙に得られる，④術中，体位変換の必要がない，⑤呼吸筋を切断しないなどが挙げられる．

8．巨大気腫性肺囊胞の手術術式

巨大肺囊胞に対する初めての手術療法がいつ行われたのかの正確な記録はないが，1945年Nissenが行った囊胞の縫縮術が最初の手術と思われる．ついで1947年，Naclerio-Langerは囊胞壁を開いて囊胞底部に交通する気管支を結紮し，囊胞壁で被覆する術式を行った．1952年，Crenshawは巨大囊胞の切除後，肺の迷走神経や交感神経枝の切離と胸壁胸膜の切除，胸腔内へのタルク末の散布を行った．著者らは1965年に巨大肺囊胞を含めた肺葉切除術を行ったのが巨大肺囊胞に対する最初の手術である．その後，1970〜1980年代には主としてNaclerio-Langer法を行ってきたが，術後の気漏に難渋すること，術後残存した囊胞壁が癌の

表5 巨大気腫性肺囊胞教室例（1965〜1999）

症例数	113例
手術例	105例
性別	すべて男性
年齢	24〜71歳（平均45.6歳）
部位	
両側	49例
片側	64例
右側	45例
左側	19例
手術のアプローチ	
一側後側方切開	66例
両側後側方切開	10例
一期的	5例
二期的	5例
胸骨正中切開	18例
胸骨横切開	2例
胸腔鏡下手術	10例
（うち4例開胸移行）	

発生母地となる可能性が高いことから，囊胞を健常肺部からlinear cutterで切除する方法をとってきた．また，1992年からは後述するようなビデオ胸腔鏡下に行うVATS囊胞切除を多用している．

9．巨大気腫性肺囊胞教室症例（表5）

1965〜1999年末の間に日本大学第二外科教室で経験した巨大気腫性肺囊胞例は113例（すべて男性）で，年齢は24〜71歳（平均45.6歳）であったが，30〜50歳代が約80％を占めていた．

113例中105例に一側または両側の手術を行った．この期間に女性例が4例みられたが，詳細な組織学的検索の結果，気管支原性囊胞と診断したため除外した．囊胞の部位は両側49例，片側64例で，右側45例，左側19例であった．手術を行わなかった8例の手術適応から除外した理由は，低肺機能，重篤な他臓器疾患の合併が主体であったが，18年間囊胞の大きさや呼吸機能の低下をみなかったため手術適応から除外した症例を1例経験している．

手術のアプローチとして一側後側方切開が66例に，両側性で両側の後側方切開を行ったものは

10例で,うち5例は両側を一期的に,5例は二期的に手術した.胸骨正中切開は18例に,胸骨横切開(clamshell incision)は2例に行った.なお,胸腔鏡下手術は10例に行ったが,うち4例は種々の理由により開胸手術に移行した.手術術式は肺葉切除16例,肺区域切除2例,Naclerio-Langer法を主体とした囊胞切除縫縮術は28例に,自動縫合器による囊胞を含めた肺部分切除49例,胸腔鏡下手術10例のほか囊胞の部分切除後,残存する気腫性領域のレーザーによる焼灼を1例に行った.

　手術のアプローチおよび手術術式の変遷をみると,1960～1970年代はじめまでは囊胞を含めた肺葉切除を行っていたが,術後無気肺や肺膨張不全などの合併症がみられ,また,可能なかぎり健常肺を温存するため,1974年からはNaclerio-Langer法を多用していた.しかし,Naclerio-Langer法は術中術後の肺からのair leakageが多いことや,囊胞壁が一部残存するため,肺癌の発生母地を残すことになり,また,自動縫合器が導入されるようになり,1986年から自動縫合器を使用して囊胞壁を含め健常肺領域で部分切除を行うようにしてきた.さらに,1992年よりビデオ胸腔鏡の導入により,minimal invasiveの手術法として胸腔鏡下手術を巨大気腫性肺囊胞の手術に応用するようになった.

　気腫性肺囊胞症に対する囊胞切除,縫縮の効果をみると,多くの症例で1秒率とMMFが改善され,術前Fletcher-Hugh-JonesのⅣ度,Ⅴ度を示す症例の呼吸困難度の改善が著明に認められた.特にこの改善は術中囊胞内圧が気道内圧よりも高い症例に顕著であった.つぎに,われわれの経験したcriticalな症例について提示したい.

Critical case

【症例】初診時34歳,第2回入院時45歳,貴金属加工業

　主訴:安静時呼吸困難

　経過:1974年,34歳で右自然気胸で当科に入

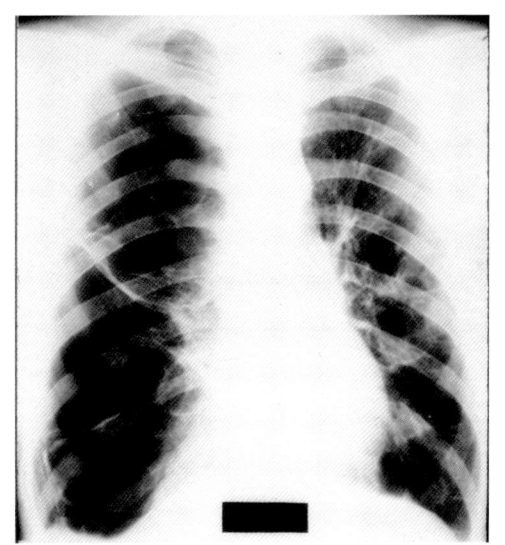

図6-a　症例の術前胸部X線像

院,右後側方開胸で上・下葉の多発性気腫性肺囊胞の切除と縫縮を行った.以後外来で1978年まで経過を観察していたが,その後7年間は来院せず,1985年10月頃から呼吸困難が増強し,安静時にも呼吸困難を訴えるため来院した.

　現症:口唇にチアノーゼを認め,胸部理学的所見では右上肺野,両側下肺野の呼吸音は減弱しており,呼吸機能検査では,肺活量580ml,1秒量400ml,血液ガスはroom airでPaO_2 42mmHg,$PaCO_2$ 64mmHg,SaO_2 74.4%と低下していた.胸部X線所見(図6-a)は右上肺野に巨大な肺紋理消失領域を認め,CT(図6-b)でも両側下肺野に巨大な囊胞影を認めた.肺血管造影(図6-c)では右上肺野および両下肺野の血管影はみられなかった.X線透視で両側の横隔膜の動きは認めなかった.

　患者はベッドの上で安静時呼吸苦を訴えており,呼吸困難度はFletcher-Hugh-Jones Ⅴ度であり,重度肺気腫を伴う両側巨大気腫性肺囊胞と診断した.巨大肺囊胞が横隔膜上に位置しているために呼吸機能が著明に障害されていると考えられ,両側の囊胞切除によって機能が改善することを期待し,1986年2月12日胸骨縦切開で両側手術を行った.

　手術所見:胸腔内を検索すると,両側肺ともに

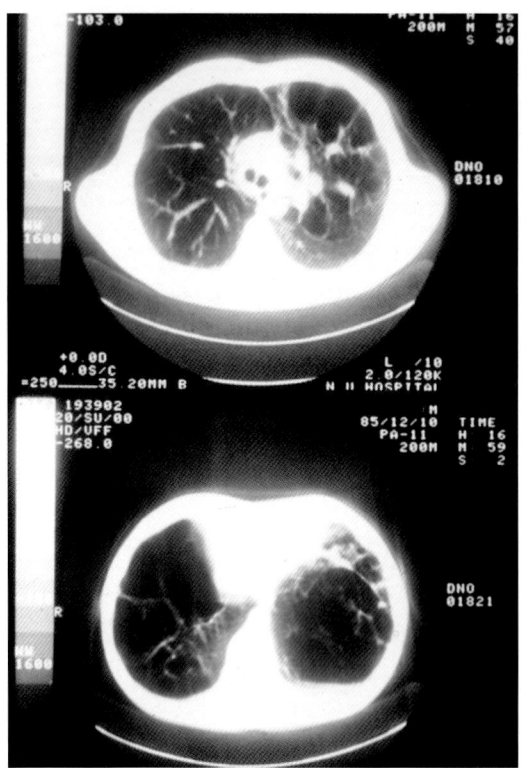

図6-b　症例の術前胸部CT像

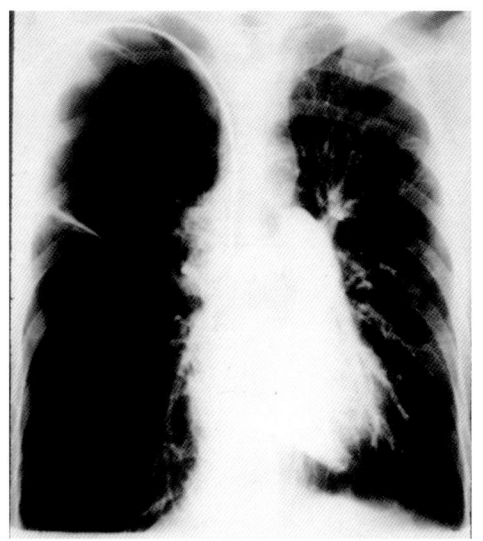

図6-c　症例の術前肺血管造影像

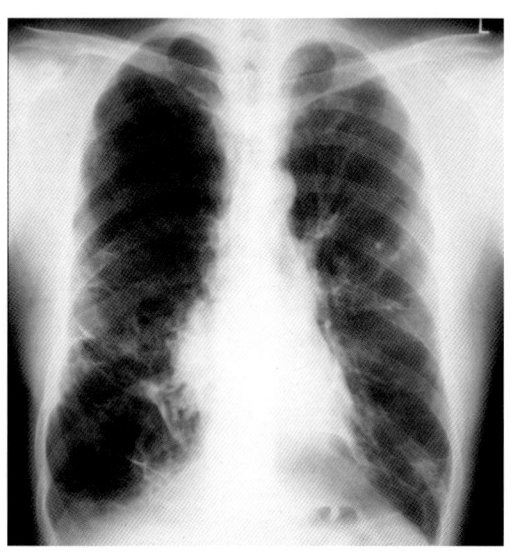

図6-e　症例の胸部X線像（術後5年）

全肺葉は気腫状で左下葉には小児頭大の嚢胞を認め，右側は上葉と下葉に超手拳大の嚢胞を認めた。左下葉の嚢胞切除と右側上・下葉の嚢胞はNaclerio-Langer法による切除縫縮を行った。さらに，肺葉辺縁の小嚢胞を縫縮し手術を終了した。

術後経過（図6-d）：術後ICUにおいてレスピレータ管理を行い，第13病日に気管切開を行った。その後ICU症候群などで治療に難渋したが，第30病日にはレスピレータから離脱し，第10週には独歩で退院した。

手術前後の呼吸機能（表6）は，肺活量は940mlから1,610mlへ，23.4％から40.45％に増加し，1秒量は400mlから490mlへ，MMFは0.3から0.5l/secに増加した。以後呼吸機能は毎年検索しているが，肺活量は漸次低下しているものの，術後9年の時点では，体重も2kg増加し，呼吸機能検査では，肺活量980ml，25.7％，1秒量480ml，48％，MMF 0.1と低下傾向を示し，血液ガス分析では空気呼吸下にPaO$_2$ 45.8mmHg，PaCO$_2$ 48.8mmHg，SaO$_2$ 79.9％と低酸素血症を認めているが，職業の彫金を続けている。

術後5年の胸部X線像（図6-e）では両側下肺野，特に右側に再び気腫性変化を認めている。

10．巨大気腫性肺嚢胞に対する胸腔鏡下手術

巨大気腫性肺嚢胞に対する胸腔鏡下手術は1990年代はじめの胸腔鏡下手術が開始された当初より

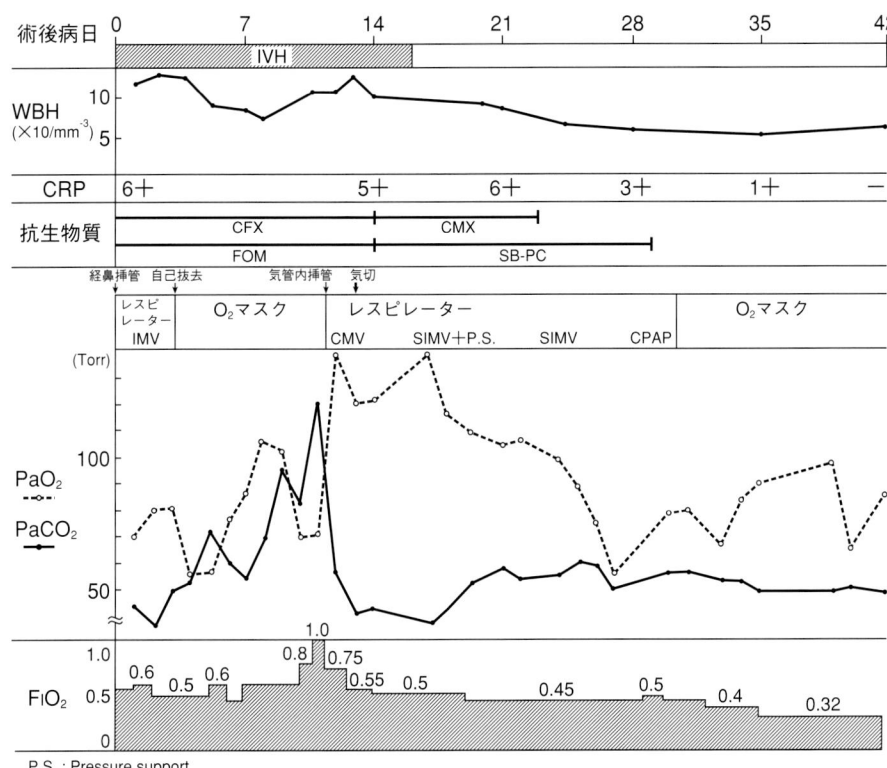

図6-d 症例の術後経過

表6 症例の術後呼吸機能の推移

	1975	1985 (Ope)	1986	1989	1991	1995
VC	2800	940	1610	1450	1270	980
%	65.4	23.4	40.4	35.8	32.4	25.7
FEV1.0	980	400	490	500	420	480
%	50.5	42.5	47.6	41.5	42.4	48.0
MMF	0.33	0.3	0.5	0.2	0.1	0.1
FRC	2850	1810	2460	2010	1540	
RV/TLC	42.3	46.8	65.0	53.4	64.8	
PaO_2	81.0	42.0	65.0	47.8	47.3	45.8
$PaCO_2$	35.4	64.1	47.8	47.3	51.6	48.8
SaO_2	95.2	74.4	91.0	91.2	81.5	79.9
H-J	I	V	II	III	IV	III

報告されており，その後胸腔鏡下手術の適応の拡大により多数の報告例がみられるようになった。今日，自然気胸の胸膜下気腫性肺囊胞に対しては胸腔鏡下治療が第一選択となっているが，巨大気腫性肺囊胞に対する胸腔鏡下手術（VATS）については種々の意見があり，まだコンセンサスは得られていない。しかし，自然気胸にみられる気腫性肺囊胞は一般に外方へ凸の型状であり，endo-staplerの使用が容易であるが，巨大肺囊胞は多くは広基性で，囊胞と健常肺部分との境界が明らか

でなく，肺を直接触知することの困難な胸腔鏡下手術では処置が難しい症例が多い．囊胞の頸部が細いReid I型のような場合には胸腔鏡下の処置も容易であるが，一般には5.0cm程度の小開胸を置くことを推奨したい．

1993年のVATS初期例2例を加えた10例においてVATSのみで行った症例は6例で，4例は開胸に移行した．開胸に移行した理由としては，囊胞と健常肺との境界不鮮明が3例，高度の癒着が1例であった．

巨大気腫性肺囊胞に対する基本手術は囊胞を含めた肺部分切除であり，Naclerio-Langer法の適応は少なく，特に囊胞領域からの肺癌の発生頻度が高いことから，選択すべきでないと考える．

もちろん，胸腔鏡下でもNaclerio-Langer法に準じた肺の切開や縫合操作は手技の習熟によって可能である．

要するに巨大気腫性肺囊胞に対する手術は，まず胸腔鏡による観察を行って切除が可能ならばendo-staplerを用いて囊胞切除を行い，胸腔鏡下での手術が不可能と判断した場合には躊躇することなく開胸手術に移行すればよい．囊胞に感染がある場合や手術時間の短縮を要する症例はただちに開胸操作に移行すべきである．

<参考文献>

1) Burke RM. Vanishing lungs ; A case report of bullous emphysema. Radiology 1937 ; 28 : 367.
2) Heilmyer L, Schmid F. Die progressive Lungendystrophie. Dtsch Med Wschr 1956 ; 81 : 1293.
3) 三上理一郎ほか. 肺気腫性囊胞（Emphysematous Blebs）の1例. 胸部外科 1955 ; 8 : 413.
4) Naclerio E, Langer L. Pulmonary cysts ; Special reference Surgical treatment of emphysematous blebs and bullae. Surgery 1947 ; 22 : 516.
5) Miller WS. A study of the human pleura pulonalis ; Its relation to the blebs and bullae of emphysema. Roentgenology 1926 ; 15 : 399.
6) Pichowski U. Zur Chirurgie der Emphysemblasen und Lungenzysten. Thoraxchirurgie 1975 ; 23 : 201.
7) Abott OA. Present concepts to autonomic nerve surgery in the treatment of pulmonary disease. Am J Surg 1955 ; 90 : 479.
8) Crenshaw GL. Degenerative lung disease. Dis Chest 1954 ; 25 : 427.
9) Fain WR, Conn JH, Campbell GC, et al. Excision of giant pulmonary emphysematous cysts. Surgery 1967 ; 62 : 552.
10) Alarcon PG. Repressive giant bullous emphysema. Dis Chest 1955 ; 27 : 31.
11) Spencer H. Pathology of the lung. Oxford, 1968.
12) Spear HC, et al. The surgical management of large pulmonary blebs and bullae. Am Rev Respir Dis 1961 ; 84 : 182.
13) Eloessor L. Congenital cystic disease of the lung. SGO 1931 ; 52 : 747.
14) Nissen R. Reconstructive operation of air cyst of the lung. Rocky Mountain Med J 1945 ; 42 : 282.
15) Baldwin E, Harden KA, Greene DG, et al. Pulmonary insufficiency. Medicine 1950 ; 29 : 169.
16) Viola AR, Zuffardi EA. Physiology and clinical aspects of pulmonary bullous disease. Am Rev Respir Dis 1966 ; 94 : 574.
17) Wesley JR, Mclead WM, Mullard KS. Evaluation and surgery of bullous emphysema. J Thorac Cardiovasc Surg 1972 ; 63 : 945.
18) Fritzpatrick MJ, Kittle CF, Lin TK, et al. Some changes associated with surgical excision of emphysematous bullae. Am J Med 1957 ; 22 : 534.
19) Miscall L, Duffy RW. Surgical treatment of bullous emphysema, contribution of angiocardiography. Dis Chest 1953 ; 24 : 489.
20) Woo-Ming M, Capel LH, Belcher JR. The results of surgical treatment of large aircysts of the lung. Br Dis Chest 1963 ; 57 : 79.
21) Foreman S, Weil H, Dike R, et al. Bullous disease of the lung. Am Intern Med 1968 ; 69 : 757.
22) 中原数也ほか. 巨大囊胞性肺疾患の病態と手術による機能改善に関する検討. 日胸外会誌 1976 ; 24 : 100.
23) Veglsted H, Halkier E. Surgical improvement of patients with pulmonary insufficiency due to localized bullous emphysema or giat cysts. Thorac Cardiovasc Surgeon 1985 ; 33 : 335.
24) 桑原　修, 中岡和哉, 土肥英樹ほか. 巨大気腫性肺囊胞の手術による著効例と死亡例からの検討. 日胸

1985 ; 46 : 620.
25) 伴場次郎, 友安 浩, 谷村繁雄ほか. 気腫性肺嚢胞の大きさと臨床像ならびに手術療法に関する検討. 日胸 1984 ; 47 : 766.
26) 千治松洋一, 富永 滋, 稲富志子ほか. 巨大気腫性嚢胞が左右肺に出没した興味ある1例. 日胸 1984 ; 43 : 777.
27) 畠山茂毅, 木下雅俊, 南木智史ほか. 巨大気腫性肺嚢胞の感染合併例についての検討. 日胸 1985 ; 46 : 454.
28) Boushy SF, Kohen R, Billig DM, et al. Bullous emphysema ; Clinical roentgenologic and physiologic study of 49 patients. Dis Chest 1968 ; 54 : 327.
29) Stone DJ, Schwarz A, Feltman JA. Bullous emphysema. Am Rev Respir Dis 1960 ; 82 : 493.
30) Kahn MA. Disappearance of a giant bulla following acute pneumonitis. Chest 1975 ; 68 : 746.
31) 小林俊介, 仲田 祐. 巨大気腫性肺嚢胞症合併肺癌の根治手術. 手術 1985 ; 39 : 381.
32) 翁 秀岳, 木下 巌, 中川 健ほか. 肺気腫性嚢胞と肺癌の合併例3例. 癌の臨床 1986 ; 32 : 89.
33) Goto H, Yuasa T, Takahashi S, et al. Giant bulla occupying the whole hemithorax. Chest 1987 ; 92 : 384.
34) 加藤良一, 堀之内広久, 西村嘉裕ほか. 手術により重篤な呼吸不全状態を脱しえた巨大肺嚢胞の1例. 胸部外科 1987 ; 40 : 915.
35) 大崎能伸, 秋葉祐二, 今本千衣子ほか. 縦隔ヘルニアを伴った巨大肺嚢胞症の手術治療例. 日胸疾会誌 1987 ; 25 : 1346.
36) 宇山 正, 橋岡孝之介, 延原研二ほか. 巨大気腫性肺嚢胞に対するカテーテルによるドレナージ療法. 日胸外会誌 1988 ; 36 : 2336.
37) 小池 龍, 佐々木学, 黒田克彦. 巨大肺嚢胞に合併した肺癌の1手術例. 日胸疾会誌 1988 ; 26 : 766.
38) 中原康治, 澤 祥幸, 味元宏道ほか. 巨大気腫性肺嚢胞切除後肺結核の合併が判明し, 治療中に肺癌を合併した1例. 日胸疾会誌 1989 ; 27 : 984.
39) 太田三徳, 安光 勉, 古武彌宏ほか. 巨大気腫性肺嚢胞症に対する嚢胞内換気について. 呼と循 1992 ; 40 : 667.
40) 岩坂日出男, 北野敬明, 森 正和ほか. 巨大気腫性肺嚢胞ドレナージ療法の麻酔管理. 麻酔 1993 ; 42 : 1069.
41) Takayama T, Hirai S, Oka S, et al. Bilateral giant bulla with rapidly increasing fluid in the right bulla following operation. Surg Today 1994 ; 24 : 272.
42) 木村 誠, 並川尚二, 矢田 公ほか. 巨大気腫性嚢胞に対する胸腔鏡下肺嚢胞切除縫縮およびLaser Ablationの展望. 胸部外科 1994 ; 47 : 1049.
43) 中村清一, 松村 裕, 橋元恭士ほか. 気管支喘息と合併した巨大ブラに対するブラ内吸引療法. 日胸疾会誌 1994 ; 32 : 1115.
44) 吉谷克雄, 金沢 宏, 山崎芳彦ほか. 巨大気腫性肺嚢胞に対する胸腔鏡下手術の経験. 胸部外科 1995 ; 48 : 313.
45) 大久保哲之, 平井靖夫, 平田 保ほか. 巨大気腫性肺嚢胞に対する胸腔鏡下手術の1例. 胸部外科 1995 ; 8 : 510.
46) 太田三徳, 桑原 修, 安光 勉ほか. 巨大嚢胞患者の術後パーフォーマンスステータスの予想と結果. 日胸外会誌 1996 ; 44 : 1847.
47) Tsuchida M, Nakayama K, Shinonaga M, et al. Video-assisted thoracic surgery for thoracoscopic resection of giant bulla. Surgery Today 1996 ; 25 : 349.
48) 間瀬武則, 加藤真司, 永田善久ほか. 心血管系合併症を有する両側巨大気腫性肺嚢胞に対する手術療法—開胸手術と胸腔鏡下手術の二期的手術療法—. 胸部外科 1996 ; 49 : 952.
49) 鈴木恒夫, 中島 淳, 河野 匡ほか. 巨大肺嚢胞を合併した肺好酸球性肉芽腫症に対して胸腔鏡手術を行なった1例. 胸部外科 1997 ; 50 : 947.
50) Nomori H, Horio H, Fuyuno G, et al. Opening of infection giant bulla with use of video-assisted thoracoscopic surgery. Chest 1997 ; 112 : 1670.
51) 近藤伸彦, 光島隆二, 櫻田 卓ほか. 自己大腿筋膜を用いて巨大肺嚢胞を切除したポーランド症候群の1例. 胸部外科 1998 ; 51 : 343.
52) Sato S, Asakura J, Suzuki H, et al. Study on surgical treatment for lung cancer assoiated with giant bullous diseaese. 日胸外会誌 1998 ; 46 : 260.
53) Ridgeway Na, Ginn DR. Rupture and spontaneous resolution of a giant bulla with improvement in airways obstruction. Tenn-Med 1998 ; 91 : 431.
54) Cooper JD, Truleck EP, Triantafillou AN, et al. Bilateral pneumectomy (volume reduction) for chronic obstructive pulmonary disease. J Thorac Cardiovasc Surg 1995 ; 109 : 106.
55) 日本呼吸器学会編. COPD診断と治療のためのガイドライン. 東京, メディカルレビュー社, 1999.

56) 岩崎昭憲, 白日高歩. Volme reduction Surgery—肺気腫への治療効果. 医学のあゆみ 1997 ; 180 : 660.
57) Mackenna RJ, Brenner M, Gelb AF, et al. A randmized prospective trial of stapled lung reduction versus laser bullectomy for diffuse emphysema. J Thorac Cardiovasc Surg 1996 ; 111 : 317.
58) Bingisser R, Zollinger R, Hauser M. Bilateral volume reduction surgery for diffuse pulmonary emphysema by video-assisted thoracoscopy. J Thorac Cardiovasc Surg 1996 ; 112 : 875.
59) Wakabayashi A, Brenner M, Wilson AF. Thoracoscopic laser ablation of diffuse bullous emphysema. Lancet 1991 ; 337 : 881.

〔大畑正昭，大森一光〕

3）びまん性閉塞性肺気腫に対する外科療法

はじめに

　自然気胸に対する胸腔鏡下手術の普及により，胸腔鏡下手術の適応疾患は瞬く間に拡大した。特にびまん性閉塞性肺気腫に対する胸腔鏡下手術が開発されると，この疾患に対する手術症例数は，過去10年間に飛躍的に増加した。特に米国ではその手術症例の多さに保険財政をも圧迫してしまったので，現在はrandomizing studyとして，認可された施設のみの手術が保険適応となっている。また本手技は劇的な症状改善を示す症例もあるが手術効果が数年しかもたない症例も明らかになってきており，一時期の熱気はなくなりつつあるのが現状である。

　この章では肺気腫に対する外科治療，特に米国での成績を中心に概説した。

1．肺気腫に対する外科治療

　米国での肺気腫患者は約200万人が罹患しており，そのうち毎年約5万人が死亡している[1]とされている。一方，日本では正確な肺気腫患者の統計はないが，おおよそ純粋な重症肺気腫は約2万人弱で，そのうち毎年約5,000人が死亡している[2]とされて，この数は年々増加傾向にある。

　さてこの肺気腫の治療は今までは一般に内科的治療法が主体であり，1900年初頭に一時的に外科治療が行われたが，その治療効果はなく，最近まではまったく行われていなかった。しかし，1989年にはCooperらによって肺気腫に対する肺移植が成功し[3]，また1991年，Wakabayashiによる肺気腫に対する胸腔鏡下のCO_2レーザーによる肺嚢胞焼灼術[4]が行われた。さらに1994年にはCooperらが開胸下肺容量縮小術の成績を報告[5][6]すると一気に関心が集まり，ここに肺気腫に対する外科治療の新しい歴史が始まったわけである。

　そして現在，肺気腫に対する外科治療としては表1に示すように大きく3つに分類できる。すなわち，①レーザーによる肺嚢胞焼灼術（thoracoscopic laser pneumoplasty：TLP），②ステープラ（自動縫合器）による肺容量縮小術（lung volume reduction：LVR），そして③肺移植である。なお，レーザーによる肺嚢胞焼灼術とステープラによる肺容量縮小術は胸腔内到達方法として，①内視鏡下治療と②開胸下治療とに分類できるが，米国での症例の多くはレーザーによる肺嚢胞焼灼術は内視鏡下に，ステープラによる肺容量縮小術は開胸下に行われているのが現状である。

2．内視鏡下レーザーによる肺嚢胞焼灼術（thoracoscopic laser pneumoplasty：TLP）

　内視鏡下レーザーによる肺嚢胞焼灼術とは，胸腔鏡下に胸膜表面の気腫化した肺胞をレーザーにより照射し，収縮させる手技である。その有効性の理論的説明は，①気腫化した肺胞を焼灼縮小させることにより，残存健常肺胞の圧排を解除し，気道抵抗を減少させる，②肺容量を縮小させ，最大吸気近くに固定された横隔膜をはじめとする呼吸筋の運動を回復させる，③胸膜表面をレーザー照射することにより瘢痕，線維化させることでコンプライアンスを改善させるなどが挙げられる。

表1　肺気腫に対する外科治療

1．レーザーによる肺嚢胞焼灼術
　①内視鏡下治療
　②開胸下治療
2．ステープラ（自動縫合器）による肺容量縮小術
　①内視鏡下治療
　②開胸下治療
3．肺移植

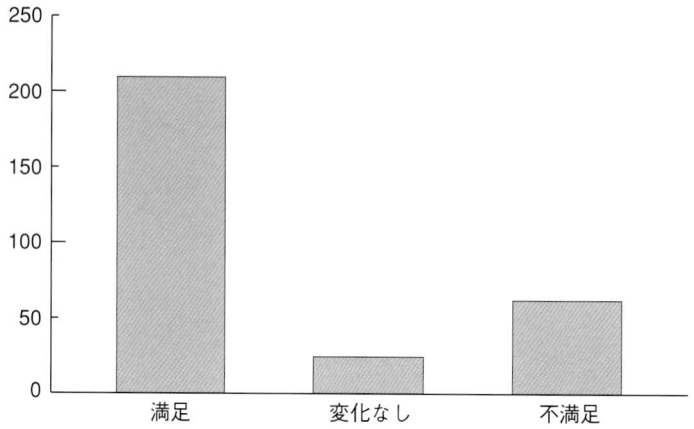

図1 Irvine Medical Centerでのアンケートによる術後患者の満足度

したがって胸膜表面の気腫化病変がある場合（汎細葉性肺気腫タイプ）にのみ有効であり，胸膜表面ではなく肺中心部に病変がある場合（細葉中心性肺気腫など）は効果がないようである。当初，CO_2レーザーの接触型を使用していたが[4]，その後接触型YAGに変更し，University of California, Irvine校（特にIrvine Medical Center）では今までに，約1,000例の症例をこの手技で行っている[7]。側臥位に手術を施行するために，原則的に片肺のみを施行してる。手術死は約4.8％と比較的低く，術後の1秒量（FEV1.0）の改善率は約31％とほぼ良好である。しかし，米国での医療費が高額なためと，遠隔地からの患者が多いため，その半数以上が術後の経過を観察されていない。術後の305例のアンケート調査による術前術後の自覚症状の改善度は，71％が満足，8％が変わらず，21％は不満足であった（図1）。また術後感染症や術後晩期の気胸発症症例が多く，この手技の適応と治療効果判定にはさらなる検討が必要である。

3. ステープラによる開胸下肺容量縮小術（volume reduction surgery）

肺移植を行った患者の術後胸部X線写真では肺野の著しい減少を認めたことをきっかけにCooper

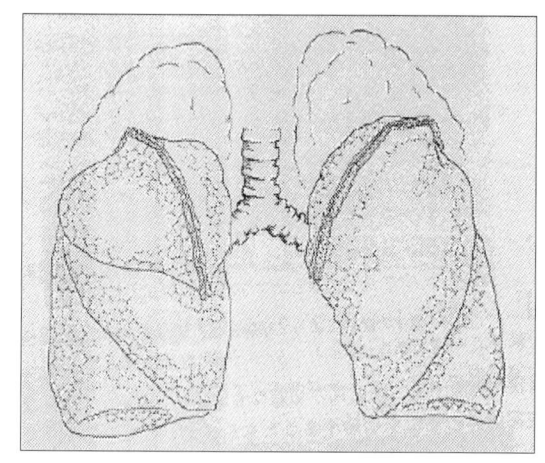

図2 開胸下肺容量縮小術
（lung volume reduction surgery：VRS）

らが1994年に始めた術式[6]である。一般には肺血流シンチと換気シンチおよび胸部CTで肺気腫の強い病変部を決定し，胸骨正中切開で両側の胸腔に到達し，病変部（多くは肺尖部）を中心にステープラで全肺容量の20～30％を切除する（図2）。全症例においてステープラによる肺切除断端からのair-leakageが必発のため切除断端を牛心膜で補強している。切除する肺は重量にして片肺約50g程度である。この手技により肺容量を縮小させ，最大吸気近くに固定された横隔膜をはじめとする呼吸筋の運動を回復させる。この術式での術後の1秒量（FEV1.0）の改善率は約51％と内視鏡下レーザーによる肺嚢胞焼灼術の約31％より

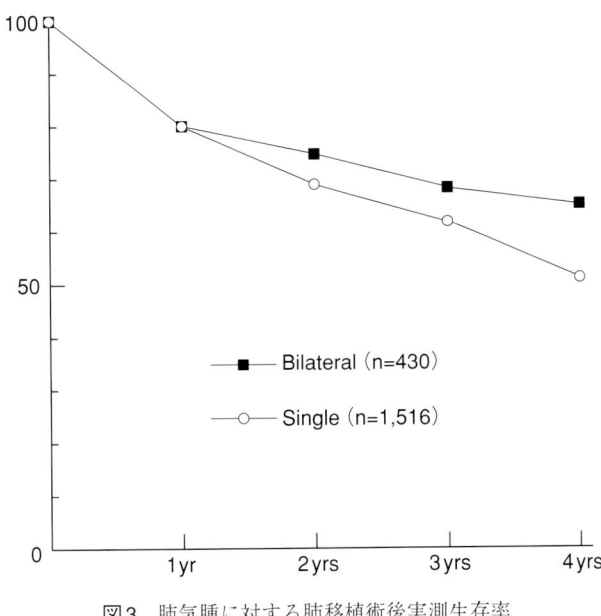

図3 肺気腫に対する肺移植術後実測生存率

良好であるが，前者が片側のみの処置であるのに対して，後者は両側の処置のためこの差が出るのかもしれない．手術死は約4％で内視鏡下レーザーによる肺囊胞焼灼術と同等である．この手技の問題は内視鏡下に比べ開胸までの侵襲が大きいこと，下葉，特に左側は切除が難しいことが挙げられる．

4．肺移植

肺移植は1985年に，University of Toronto（Canada）でCooperを中心とするToronto Lung Transplant Groupが肺移植後にcyclosporinを使用し，長期生存例を報告して以来[8]，末期的な肺疾患に対する治療として本格的に行われるようになった．そして，肺移植の手技が安定すると，1989年にはCooperらは肺気腫に対しても肺移植を施行するようになった．肺移植の全成績（http://www.richmond.infi.net/~ishlt/ishlt.html）は1年生存率が71％，5年生存率46％と心移植より悪く，心移植より良好という結果[9]を得ているが，最近の症例ではさらに良い成績が得られている．さらに肺気腫（COPD）のみに限ると術後成績は，両側肺移植では1年生存率が79％，4年生存率65％，片側肺移植では1年生存率が78％，4年生存率51％である（図3）．術後4年後の1秒量（FEV1.0）改善率は両側肺移植で約400％，片側肺移植で約270％と前出の肺囊胞焼灼術や肺容量縮小術とは比べものにならない良好な結果を得ている．また両側肺移植の生存率が片側肺移植より高いことから，移植による危険性以上にこの治療が末期的な肺気腫に対して有効な治療法と推察できる．しかし，現在あらゆる施設で深刻なドナー不足に陥っている．

5．肺気腫に対する外科治療の今後

以上のように，本格的な肺気腫に対する外科治療はこの数年前に始まったばかりであり，どのようなタイプの症例にどのような手術が良いのかを模索しているのが現状である．肺移植は，高度の術後管理やネットワーク，さらに高額な医療費が要求され，また術後長期間に及ぶ免疫抑制剤の投与が必要であるのに対して，肺囊胞焼灼術や肺容量縮小術は比較的小さい施設でも施行でき，医療費も肺移植に比べ約1/3程度である．そのため，

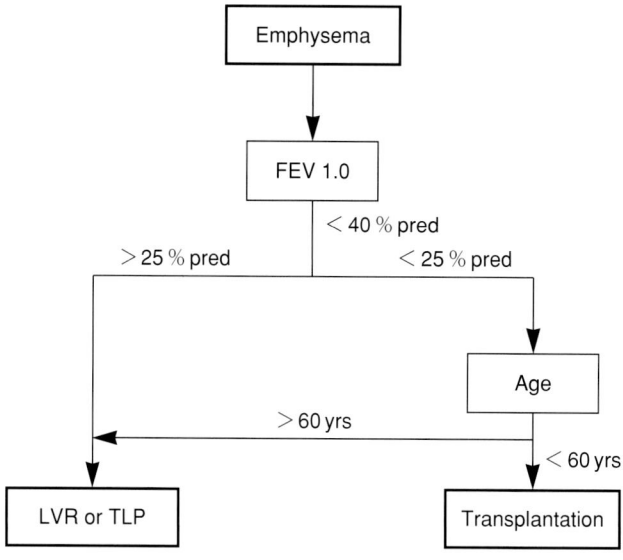

図4 フローチャート

これらの術式による適応や長期予後が解明される以前に急速に全米に普及したため，米国での医療財政を圧迫するに至り，肺囊胞焼灼術や肺容量縮小術は現在ではprospective randomized studyが行われている。肺気腫に対する外科治療は，現状では図4のようなフローチャートが一般的と思われる。すなわちFEV1.0％が40％以下の場合は手術を考慮し，FEV1.0％が25％以上ある場合，または25％以下でも年齢が60歳以上はLVR（lung volume reduction）またはTLP（thoracoscopic laser pneumoplasty）を，FEV1.0％が25％以下で年齢が60歳以下の場合は肺移植を行うのである。

結　語

肺気腫に対する外科治療の現況について米国における手技と成績を中心に概説した。今後日本でも多くの施設がこれらの手技を採り入れ，追従することになるものと思われるが，しっかりとした適応症例の選択と術後評価が重要と思われる。

＜参考文献＞

1) Feinleib M, Rosenberg H, Collins J, et al. Trends in COPD morbidity and mortality in the United States. Am Rev Respir Dis. 1989 ; 140 : S9.
2) 厚生省大臣官房統計情報部編：国民衛生動　1996 ; 410 : 413.
3) Cooper JD, Patterson GA, Grosman R, et al. Double lung transplant for advanced chronic obstructive lung disease. Am Rev Respir Dis 1989 ; 139 : 303.
4) Wakabayashi A, Brenner M, Kayaleh RA, et al. Thoracoscopic carbon dioxide laser treatment of bullous emphysema. Lancet 1991 ; 337 : 881.
5) Cooper JD, Trulock EP, Triantafill AN, et al. Bilateral pneumomectomy（volume reduction）for chronic obstructive pulmonary disease. J Thorac Cardiovasc Surg 1995 ; 109 : 106.
6) Cooper JD, Patterson GA. Lung volume reduction surgery for emphysema. Chest Surg Clin NA 1995 ; 5 : 815.
7) Wakabayashi A. Thoracoscopic laser pneumoplasty in the treatment of diffuse bullous emphysema. Ann Thorac Surg 1995 ; 60 : 936.
8) The Toronto Lung Transplant Group. Sequential bilateral lung transplantation for paraquat poisoning. J Thorac Cardiovasc Surg 1985 ; 89 : 734.

9) 村松　高, 大森一光, 塩野元美ほか. 米国における肺移植の手技と現状. 日大医学雑誌 1997 ; 56 : 353.

〔村松　高〕

7 Spontaneous pneumothorax

自然気胸治療の将来

　20世紀における自然気胸の治療の中でもっとも画期的変化がみられたのは外科療法であろう。すなわち，内視鏡とビデオのドッキングによるビデオ胸腔鏡下手術は開胸手術とほぼ同様の手術操作を行い得るようになり，minimal invasiveであり，美容的にも満足され，入院期間の短縮などのメリットから瞬く間に従来の開胸手術にとって変わってしまった。このような短期間に治療法の変革を現実に経験してみると，21世紀の気胸治療を予測することは極めて困難である。

　さて，自然気胸の治療法といっても原発性と続発性があり，続発性気胸では原因疾患によってそれぞれ対応は異なるし，また，特殊な気胸，すなわち，月経随伴性気胸や過誤腫性脈管筋腫症，好酸球性肉芽腫症に合併する気胸などは近い将来，遺伝子解析によって疾患そのものが解明されることであろう。しかし，病態としての気胸に対しては原発性気胸と同様，胸腔ドレナージによって肺の再膨張をはかることが第一選択となることはいうまでもない。

　1997年にアメリカACCP会員に対する自然気胸治療についてのDr. Baumannらのアンケート調査によれば，回答者の50％以上が初回の軽度の原発性気胸は単純に観察のみを行い，続発性気胸にはドレナージを行っている。そして，原発性にしても続発性にしても再発気胸に対して初めて種々の治療法，すなわち胸腔ドレナージ，胸腔ドレナージ＋化学的胸膜癒着療法，ドレナージ＋VATS，ドレナージ＋開胸手術が行われるが，呼吸器外科医と呼吸器内科医との間で著明な差がみられ，外科医は原発性気胸でよりドレナージやドレナージ＋VATSを行うことが多いし，内科医はより胸膜癒着療法を選択している。

　そこで，自然気胸治療の将来を原発性気胸に限定して考察すると，原発性気胸においても，初回例と再発例，再々発例，年齢などによって治療法の考え方が異なる。原発性気胸の治療の原則は虚脱した肺の再膨張を促進するとともに，再発を防止することである。気腫性肺囊胞が気胸を起こすメカニズムの解明がされていない以上，気腫性肺囊胞保有者に気胸を起こさないような予防法を講ずることは不可能であり，予防が可能とならない以上，気胸治療の原則は変化しないであろうし，虚脱肺を再膨張させるには胸腔ドレナージが第一選択となる。原発性気胸初回発症時に保存的に行うか外科的手術を行うかの選択は大きく異論のあるところであり，再発率からいえば，初回気胸患者が再発する率は，2年以内にほぼ50％といわれている。医療者側からみると50％の再発率は極めて高率と思われるが，患者側からみると，50％は生涯再発しないという可能性があり，このことを念頭において手術の適応を決定すべきであろう。

　気胸の治療をcost-effective performanceからみると，胸腔ドレナージのみで治療が完了することがもっとも低コストであろうし，初回例全例を手術することは浅岡が述べているように，わが国の医療保険財政上医療費の浪費に繋がることになり，

やはり気漏が続くものに限定して手術適応としたい。それならば、気漏が何日持続した場合に手術を決定するかは、5日〜1週間位が一般に認められている。このような治療方針に対し、胸腔ドレナージを行う時点で局所麻酔下に胸腔鏡を挿入して観察と同時に囊胞の処置を行う方法が幾つかの施設で行われており、この方法は日帰り手術に通ずるものであり、症例を選択して試みられるべきであろう。前述したように、原発性気胸を保存的に治療するか手術をするかの決定は外科医と内科医との間に差がみられ、初回発症時から手術を勧めるのはほとんど呼吸器外科医であろう。しかし、Baumannも述べているように、国際的に一致した気胸に対する治療のコンセンサスはrandomized studyを行うことによって決定すべきであろう。

本邦における自然気胸に対するビデオ胸腔鏡下手術もすでに8年が経過し、その功罪が議論されるようになった。昨今、一般に手術全体がminimal invasiveの方向に向かい、可及的機能を温存することが基本的なコンセプトになってきた。まして気胸は良性疾患であることから、多少の再発率の増加はあっても従来の開胸手術に対し胸腔鏡下手術の方向に傾きつつある。しかし、再発率が10％を超えるようでは、胸膜癒着剤の胸腔内注入のような保存的療法の再発率と変わらないので、このことは胸腔鏡下手術の将来にとって極めて重大な問題と思われる。この点に関しては、最近の日本気胸学会においてもしばしば再発の原因と対策についての討論が行われ、種々の意見が報告されている。その中でも囊胞の見落としと切除断端周辺からの囊胞の発生が術後再発の大きな原因とされている。

VATSには、胸腔鏡下のみで行うVideo-Assisted Thoracoscopic Surgeryと、胸腔鏡を補助とする小開胸で行うVideo-Assisted Thoracic Surgeryの2つの方法があるが、胸腔鏡のみで行う前者では、分離換気による術側肺の虚脱のために、気腫性肺囊胞の見落としや囊胞の範囲の正確な確認が不十分のために健常部での囊胞切除が不正確となり、気胸再発の原因となる。これに対して、小開胸を加えることによって直視と胸腔鏡と双方で検索ができ、さらに、肺を膨張させた状態で観察するため囊胞を見落とすことが避けられ、また、不十分な囊胞切除による縫合器周辺の気腫性肺囊胞発生防止が期待できるなどのメリットがあり、多数の囊胞を認める場合や気漏の同定が困難な例、囊胞と健常肺の境界の判別の困難な例には後者を選択すべきであろう。

次に、筆者らの臨床病理学的研究から、囊胞の形状によって破綻しやすい囊胞と破綻し難い囊胞があることが示唆されている。すなわち、III型囊胞とV型囊胞はもっとも気胸を起こしやすい。I型、II型がこれに続き破綻しやすいが、これに対してIV型囊胞は破綻しにくい囊胞である。このような知見を基礎として、画像上、特に3D-HRCTで囊胞の形状が正確に評価できるようになると、将来手術を選択する一つの目安になる可能性が考えられる。

最後に夢のような話になるが、気胸発症例に対するmicromachineによる治療法の可能性である。micromachineによって囊胞破綻部の同定とこれに対する化学的または機械的な治療法を開拓することは21世紀の課題ではなかろうか。

＜参考文献＞

1) Baumann MH, Strange CH. Treatment of spontaneous pneumothorax a more aggressive approach? Chest 1997 ; 112 : 789.
2) Baumann MH, Strange CH. The clinician's perspective on pneumothorax management. Chest 1997 ; 112 : 822.
3) 浅岡峰雄. 原発性自然気胸の初発例の手術適応について経済的側面の考察を加えて. 日呼外会誌 1999 ; 13 : 736.

（大畑正昭）

索 引

●う
ウェステルマン肺吸虫　69
　　――症　69

●え
腋窩開胸　39
腋窩前方開胸　39
塩酸ドキシサイクリン　82

●お
横隔神経切除術　89

●か
開胸下手術移行症例　31
開胸手術　1, 74
開胸術後再発率　50
カリニ肺炎　72
関連気管支　12, 13

●き
気管支鏡下気管支塞栓術　77
気管支鏡下気管支閉塞術　12
気管支閉塞試験　12
気胸合併症　43
気胸セット　6
器質化血胸　43
気腫性肺嚢胞　42
　　――症　67
胸郭子宮内膜症　55
胸郭成形術　89
胸腔鏡　16, 74
　　――下手術　39, 41
　　――下手術後再発率　50
　　――下術後再発　33
　　――下嚢胞焼灼法　25
　　――下嚢胞内充填術　77
　　――下レーザー治療　1
胸腔穿刺　4
胸腔ドレナージ　4, 73
胸腔内圧　4

凝血塊　85
胸骨縦切開　99
　　――両側同時開胸　39
胸骨横切開　100
　　――両側同時開胸　39
胸痛　81
胸膜擦過　43
胸膜刺激剤　7
胸膜中皮細胞　96
胸膜肥厚　87
胸膜癒着　42
　　――剤　7, 8
　　――促進剤　2
　　――法　62
　　――療法　7, 10, 73, 74, 77
胸膜瘻閉鎖術　42
鏡面形成　86
巨大気腫性肺嚢胞　94
巨大肺嚢胞　41
　　――症　67
　　――症例　30
緊急手術　87
緊張性気胸　73, 75

●く
クモ状指趾　59
クリッピング　83

●け
頸動脈球摘除術　89
血管作動性物質　45
血管透過性　45
血胸症例　30
月経随伴性気胸　43, 55
　　――症例　28
結節性硬化症　62
限局性巨大気腫性肺嚢胞　95

●こ
好酸球性肉芽腫症　65

抗女性ホルモン療法　62
硬性鏡　16
後側方開胸　39
高齢者自然気胸　81
呼吸困難　81
呼吸不全　82

●さ
再膨張性肺水腫　6, 45
左右分離換気　46

●し
自然気胸　7, 16, 67
自然血気胸　85
自動縫合器　18, 42
充填物質　13
術後再発率　2
術後のトラブルと合併症　36
術中のトラブルと合併症　35
常染色体優性遺伝　59
人工気腹　89
　　――術　56
心膜欠損症例　28

●す
水晶体亜脱臼　60
スポンゼル　78
スリガラス様陰影　45

●せ
責任気管支　12
遷延性気胸　77
腺癌　67

●た
脱気　4
多発性嚢胞症例　27
ダブルルーメンチューブ　21
タルク　43
炭酸ガスレーザー　98

●ち
聴診三角部　40

●て
低圧持続吸引器　5

●と
特発性血気胸　85
トロカール　17

●な
内視鏡用ツッペル　19
難治性　73
　　——気胸　2, 77

●に
尿中 hydroxyproline　59

●の
嚢胞新生　33
嚢胞内圧　95
嚢胞内フィブリン・グリュー注入法　26
嚢胞ループ結紮法　25

●は
ハーモニックススカルペル　19, 25
肺 Histiocytosis X　65
肺移植　62, 108
肺癌　67
　　——と気胸　30
肺気腫　106
肺吸虫症　69
肺区域切除　42
肺好酸球性肉芽腫症　65
肺サーファクタント　45
肺剥皮術　43, 87
肺部分切除　42
肺縫合の手技　26
肺縫縮術　42
ハイムリッヒ・バルブ　5
肺葉切除　42

●ひ
皮下気腫　6
ビデオ胸腔鏡　1, 16

びまん性過誤腫性肺脈管筋腫症　56, 62
びまん性進行性気腫性肺囊胞　95
びまん性肺脈管筋腫症　28

●ふ
フィブリン・グリュー　13
フィブリン糊　78
　　——散布　83
フォガティーバルーンカテーテル　13
フレキシブル胸腔鏡　16
フレキシブル電子スコープ　17

●へ
壁側胸膜擦過法　43
壁側胸膜の処置の有無による再発率　50
壁側胸膜部分切除術　43
ペンタミジン　73

●ほ
縫縮術　1
膨張不全肺　43
泡沫状喀痰　45
保存的治療法　12
　　——の再発率　49
ホルモン療法　57

●ま
慢性気胸　77

●み
宮崎肺吸虫　69
　　——症　69

●ゆ
癒着剤　7, 8, 10
癒着療法　7, 9
ユニベント気管チューブ　21

●り
両側開胸　99
両側気胸　72

●る
ループ結紮糸　20, 25

●れ
レーザー焼灼　83
レーザーメス　25

●ろ
肋骨肋軟骨切除術　89

●A
AIDS　72

●B
bilateral pneumectomy　91

●C
catamenial pneumothorax　55
clamshell incision　100
costochondrectomy　89
Crenshaw 手術　90

●D
day surgery　2
De Bakey 型血管遮断鉗子　17

●E
Eloesser 法　89
endostapler　1
eosinophilic granulomatosis　65

●H
Hand-Schüller-Christian 病　65
Heimlich flutter valve　5
Histiocytosis X　56, 65
HIV　72

●L
Letterer Siwe 病　65
limited thoracotomy　40
lung volume reduction surgery　89

●M
Marfan 症候群　59
microvilli　96
mini thoracotomy　40

minimal invasive surgery　*98*
minor thoracotomy　*40*

●N
Naclerio-Langer法　*91*

●O
OK-432　*82*

●P
PCP　*72*

●R
Reidの分類　*94*

●T
thoracoplasty　*89*
thoracoscopic laser pneumoplasty　*106*
trapped lung　*43*

●V
vanishing lung　*96*

VATS　*74*
volume reduction surgery　*91, 107*

●Y
YAGレーザー　*98*

| 自然気胸—最近の治療法— | ＜検印省略＞ |

2001年3月10日　第1版第1刷発行
2004年7月26日　第1版第2刷発行

定価（本体4,200円＋税）

編集者　大　畑　正　昭
発行者　今　井　　　良
発行所　克誠堂出版株式会社
〒113-0033　東京都文京区本郷3-23-5-202
電話（03）3811-0995　振替00180-0-196804

ISBN 4-7719-0232-1 C3047 ¥4200E　　　　　　印刷　教文堂
Printed in Japan © Masaaki Ohata, 2001

・本書の複製権・翻訳権・上映権・譲渡権・公衆送信権（送信可能化権を含む）
　は克誠堂出版株式会社が保有します。
・ JCLS ＜日本著作出版権管理システム委託出版物＞
・本書の無断複写は著作権法上での例外を除き禁じられています。複写される場
　合は，そのつど事前に㈱日本著作出版権管理システム（電話03-3817-5670,
　FAX 03-3815-8199）の許諾を得てください。